T. 3334 (le dernier est 80 T. 3334)
10.I.3. 10 T.

PHYSIOLOGIE
PATHOLOGIQUE.

ATLAS.

DE L'IMPRIMERIE DE CRAPELET,

RUE DE VAUGIRARD, 9.

PHYSIOLOGIE

PATHOLOGIQUE

OU

RECHERCHES

CLINIQUES, EXPÉRIMENTALES ET MICROSCOPIQUES

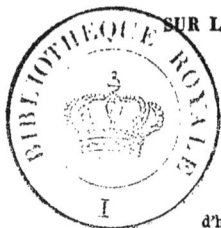

SUR L'INFLAMMATION, LA TUBERCULISATION, LES TUMEURS, LA FORMATION DU CAL, ETC.

PAR H. LEBERT,

Docteur en médecine et en chirurgie, médecin à Lavey,
canton de Vaud, en Suisse, Membre titulaire de la Société helvétique
d'histoire naturelle, de la Société médicale et de celle d'histoire naturelle de
Lausanne, de la Société médicale allemande de Paris, Membre correspondant de la
Société philomathique et de la Société anatomique de Paris, de la Société
médicale de Genève et de la Société médicale
d'émulation de Lyon.

ATLAS DE VINGT-DEUX PLANCHES.

A PARIS,
CHEZ J.-B. BAILLIÈRE,
LIBRAIRE DE L'ACADÉMIE ROYALE DE MÉDECINE,
RUE DE L'ÉCOLE-DE-MÉDECINE, N° 17,
A LONDRES, CHEZ H. BAILLIÈRE, 219, REGENT-STREET,
1845.

PHYSIOLOGIE

PATHOLOGIQUE.

REMARQUES

SUR L'EMPLOI DU MICROSCOPE EN PATHOLOGIE.

Si, dans son enfance, la science n'offre, entre ses diverses
parties, qu'une démarcation confuse et mal délimitée, à cette
première phase du développement des connaissances humaines
en succède une autre, non moins transitoire, dans laquelle une
séparation artificielle des branches d'une même discipline fait
étudier chacune d'elles d'une manière isolée, tandis que leur
ensemble seul peut constituer une science à la fois d'une haute
portée et d'une application utile.

Telle a été la marche des études physiologiques depuis Aristote,
à travers la période longue et ténébreuse du moyen âge et le
réveil des sciences, jusqu'au commencement du siècle dernier.

Les sciences naturelles n'étaient, avant cette époque, qu'un
recueil de faits curieux, et la physiologie se composait plutôt
d'hypothèses en rapport avec les doctrines des écoles philoso-
phiques dominantes, que d'expériences faites avec discernement
et de faits bien observés.

Les brillantes découvertes qui distinguent la seconde moitié
du dix-huitième siècle, ont aussi exercé une heureuse influence
sur les bases de la pathologie, sur les sciences qui concourent
pour former la physiologie médicale.

L'anatomie descriptive avait déjà fait de grands progrès avant cette époque; la physiologie entra dans la voie expérimentale, et aborda sérieusement l'étude de l'anatomie comparée.

C'est à la suite de cette tendance générale vers l'observation positive, que l'anatomie générale et l'anatomie pathologique ont commencé à être cultivées avec ardeur et avec succès.

Si, depuis le commencement du siècle, la science a été ainsi dotée de beaux matériaux pour la physiologie normale et pathologique, nous voyons cependant avec regret que, de nos jours encore, les diverses branches soient étudiées d'une manière trop isolée; c'est pour cette raison que la médecine n'a pas encore pu en tirer tout le parti qu'elle était en droit d'attendre.

Il est donc nécessaire aujourd'hui, pour comprendre l'anatomie et la physiologie pathologiques, de faire disparaître cette séparation, et de n'aborder l'étude de ces sciences qu'après s'être bien pénétré de notions exactes de physiologie normale, d'anatomie comparée et d'anatomie générale. L'anatomie descriptive, ainsi que l'anatomie topographique, est malheureusement cultivée d'une manière trop exclusive dans nos écoles médicales. La physiologie expérimentale est négligée par la plupart des élèves, et l'anatomie générale, avec ses détails les plus importants, reste presque inconnue au plus grand nombre de ceux qui se vouent à la médecine. L'anatomie générale est cependant la véritable base de l'anatomie pathologique, et son étude est indispensable pour comprendre les altérations morbides de nos tissus et de nos organes. Il est non-seulement nécessaire que le médecin connaisse les travaux les plus importants sur cette matière, mais il faut aussi qu'il ait examiné lui-même les principaux éléments moléculaires qui composent le corps humain.

On n'a certainement aucune idée nette sur la nature de la fibre nerveuse primitive, sur la composition élémentaire du muscle, sur la structure de l'os, sur la disposition des éléments des glandes, si on ne connaît pas les détails histologiques de ces tissus par propre intuition, et pour les avoir étudiés tant par la dissection que par l'inspection microscopique. Et comment juger des changements que leur font éprouver les diverses maladies si l'on n'a pas présente à l'esprit leur composition normale?

D'un autre côté, l'étude de l'anatomie générale nous permet de porter un jugement bien plus solide sur les lésions pathologiques, et nous habitue à des investigations sévères et minutieuses. C'est par ces connaissances seules que nous sommes capables de juger si un produit morbide quelconque est une simple augmentation d'un élément normal, ou si c'est réellement un produit de nouvelle formation, un véritable tissu accidentel. C'est par la connaissance exacte des éléments du sang à l'état normal, que MM. Andral et Gavarret ont été conduits les premiers à des résultats à la fois précis et d'une haute portée sur les altérations du sang dans les diverses maladies. Ce n'est que par les notions d'anatomie générale que nous avons été amené pour notre compte à reconnaître dans toutes les tumeurs bénignes des éléments qui se trouvent dans l'organisme à l'état normal, soit d'une manière permanente, soit d'une manière transitoire pendant la vie embryonaire.

Si la connaissance approfondie de l'anatomie générale est de rigueur pour comprendre l'anatomie pathologique, il faut cependant demeurer bien convaincu que c'est l'observation clinique qui lui donne sa principale valeur. Nous avons vu, il est vrai, des écoles médicales modernes vouloir subordonner la pathologie clinique à l'anatomie pathologique ; mais cette tendance est tout aussi vicieuse que l'incurie des médecins du siècle passé pour les résultats des autopsies cadavériques, incurie dont la conséquence a été l'absence de bons principes, un esprit diffus dans les doctrines médicales et une thérapeutique vague, routinière, offrant une fausse richesse de remèdes nombreux et compliqués. Nous avons déjà, dans l'Introduction de notre ouvrage, insisté sur la nécessité de subordonner toute doctrine médicale à l'observation clinique, et nous ne pourrions assez répéter que le médecin clinicien seul est capable de tirer un parti utile des diverses disciplines qui concourent pour former la pathologie, et qu'il pourra le faire d'autant mieux qu'il aura une base physiologique plus solide.

Même en subordonnant l'étude des altérations que les maladies produisent dans les diverses parties de notre organisation à l'appréciation de tous les phénomènes que nous observons au lit du

malade, l'anatomie pathologique, telle qu'elle a été cultivée
jusqu'à présent, ne peut pas nous fournir des notions suffisantes
pour faire bien comprendre la nature intime des maladies. En
général, on s'est borné aux impressions que les sens nous trans-
mettent sans être secondés de toutes les ressources que leur
offre la science moderne. Il est vrai que les spécialistes qu'on
désigne sous le nom de micrographes ont cherché à étendre plus
loin l'investigation des produits morbides ; mais comme ils
étaient, sauf quelques exceptions, trop peu médecins cliniciens,
leurs travaux sont restés en partie stériles.

Il est indispensable, avant de commencer l'examen d'une pièce
pathologique au microscope, de faire préalablement une dissection très-soignée des parties qu'on veut étudier. On fait d'abord
cette dissection à l'œil nu, puis on la continue sous la loupe
ou sous le microscope simple. Sans une bonne dissection préalable, l'étude microscopique ne fait qu'embrouiller et répandre
des erreurs, et tous ceux qui ont suivi de près les progrès récents
de l'anatomie comparée savent fort bien que les naturalistes qui
ont cultivé cette science presque exclusivement par l'examen microscopique, sans s'astreindre à une dissection minutieusement
exacte, sont tombés dans des erreurs plus grandes que ceux qui
avaient cultivé l'anatomie comparée sans se servir du microscope.
Si G. Cuvier s'est trompé quelquefois dans la détermination des
organes, parce qu'il n'en étudiait pas les détails au microscope,
il a pourtant pu devenir le fondateur de la classification du règne
animal d'après l'organisation intérieure ; et certainement son
nom est placé bien plus haut dans la science que s'il avait voulu
étudier l'anatomie comparée en s'appuyant presque exclusivement sur les recherches microscopiques.

Il en est de même pour les études d'anatomie pathologique.
Un pathologiste qui voudrait se rendre compte, par exemple,
du siége de la phlébite, ne trouvera aucun renseignement suffi-
sant par l'examen microscopique, s'il ne dissèque pas auparavant avec beaucoup de soin toutes les membranes de la veine,
ainsi que les couches de tissu cellulaire qui l'entourent. Un médecin qui voudrait déterminer la partie des poumons dans laquelle

se trouve le siége du dépôt tuberculeux chez les phthisiques, n'y parviendrait certainement pas d'une manière exacte s'il ne cherchait auparavant à isoler, sous la loupe ou le microscope simple, la granulation tuberculeuse naissante des fibres pulmonaires, des vaisseaux, des ramifications bronchiques qui l'entourent. La dissection exacte, soit à l'œil nu, soit à la loupe, soit sous le microscope, est donc indispensable pour pouvoir soumettre ensuite les parties suffisamment isolées à l'inspection microscopique.

Quant au choix du microscope de dissection, ceux de Raspail, de Chevalier, de Nachet offrent certainement des avantages ; mais celui que nous préférons de beaucoup pour notre compte, est le microscope pancratique de M. Georges Oberhaeuser, qui permet de disséquer avec des grossissements de cinq à dix diamètres, jusqu'à cent et au delà. Du reste, tant pour l'anatomie comparée que pour l'anatomie pathologique, nous recommandons, pour la plupart des dissections, les grossissements faibles ; ce n'est que très-exceptionnellement qu'on a besoin de forts grossissements pour faire ces dissections.

Avant d'exposer quelques préceptes essentiels sur l'emploi du microscope en pathologie, nous croyons indispensable de rappeler que celui qui veut se livrer à ces études doit savoir déjà bien manier le microscope. Une longue habitude est nécessaire pour toute espèce d'étude microscopique, mais beaucoup plus encore pour la micrographie pathologique ; car bien souvent on a affaire ici à des produits très-compliqués, ainsi qu'à des éléments plus ou moins altérés. En examinant, par exemple, une tumeur cancérense, non-seulement vous avez les globules cancéreux à observer, ainsi que leur mélange avec des éléments graisseux, fibreux, sanguins, etc. ; mais en outre les globules cancéreux eux-mêmes existent à tous les degrés de développement, soit à l'état naissant, soit à l'état de maturité, soit à celui de décomposition. Il en est de même pour les produits de l'inflammation. Dans le pus d'un abcès par congestion qui a mis plusieurs mois à se développer, les globules du pus sont souvent tellement altérés, qu'il faut un œil très-exercé pour les reconnaître.

Avant d'aborder les études microscopiques en pathologie, nous nous sommes occupés pendant plusieurs années de recherches microscopiques sur divers sujets d'histoire naturelle, et malgré cela il nous a fallu un long apprentissage avant d'avoir pu nous former des opinions justes et exactes sur la composition microscopique de quelques produits morbides.

Il est certain que beaucoup d'erreurs ont été répandues par ceux qui se sont occupés de ces études, et cela à cause du manque d'habitude et d'expérience. Il faut examiner attentivement chaque fois qu'on observe ; il faut même avoir étudié les mêmes produits morbides un grand nombre de fois avant de se prononcer sur leur nature intime. Il nous est arrivé, après avoir examiné dans tous leurs détails les pièces pathologiques de plus de cinquante autopsies de sujets tuberculeux, de trouver à la cinquante-unième des détails qui nous avaient échappés jusqu'alors. Cela prouve combien, malgré les soins et l'attention que nous y avons apportés, nos études sur cette matière sont encore loin d'être complètes. On ne peut donc, pour ce genre de recherches, arriver à des conclusions avant d'avoir fait un grand nombre d'observations exactes. Pythagore demandait à ses disciples un silence de cinq ans avant de se prononcer sur ses doctrines. Nous recommanderions aux médecins qui appliqueront le microscope à l'étude des produits morbides de garder au moins un silence de quelques années avant de livrer au public le résultat de leurs recherches. La science y gagnerait, et leur réputation s'établirait d'une manière plus solide. Si nous insistons sur ce point, c'est que l'expérience nous a prouvé avec quelle légèreté beaucoup d'observations de micrographie pathologique ont été faites et publiées.

Après la dissection préalable, la valeur d'une observation microscopique dépend beaucoup de la manière dont on prépare l'objet qu'on veut examiner au microscope. Qu'il soit liquide ou solide, il ne faut en prendre qu'une petite quantité ; lorsqu'on prend une couche trop épaisse, on a beaucoup de peine à l'étendre convenablement, et on ne voit les détails que d'une manière confuse. Veut-on examiner, par exemple, les détails mi-

croscopiques du sang ou du pus, une goutte trop volumineuse
de ces deux liquides masquera complétement la forme et l'organisation interne de leurs globules, tandis qu'une très-petite
quantité, étendue convenablement entre deux lames de verre, fera
bien ressortir tous les éléments appréciables au microscope.

Si les parties liquides ou solides qui offrent un certain degré
de transparence peuvent être beaucoup mieux examinées sans
qu'on y ajoute aucun liquide étranger, on ne peut cependant pas,
dans bien des circonstances, se passer d'un liquide diluant. L'eau
pure est, en général, celui qui convient le mieux ; mais il y a des
parties qu'elle altère promptement, par exemple, les éléments
du sang et des vaisseaux. En dissolvant la matière colorante du
sang, elle rend les éléments de celui-ci méconnaissables. On
empêche cet effet décomposant en ajoutant à l'eau une faible
quantité de chlorure de sodium, de sulfate de soude ou d'un autre
sel neutre. Le sérum du sang et le blanc d'œuf très-liquide sont
également très-propres à diluer et à étendre les objets qu'on se
propose d'examiner. Quant aux réactifs chimiques, il faut en être
sobre toutes les fois qu'il s'agit simplement d'étudier les détails
microscopiques d'un produit morbide. On peut, au contraire, les
employer avec succès lorsqu'il s'agit de combiner l'analyse chimique avec l'examen microscopique, et nous savons par les beaux
travaux de J. Vogel qu'on peut en tirer un grand parti. Parmi
les divers réactifs auxquels on est obligé de recourir, nous men-
tionnerons surtout les acides et les alcalis plus ou moins concentrés. L'acide acétique surtout est souvent d'une grande utilité ; il
a la propriété de rendre la paroi de plusieurs espèces de cellules
très-transparente, et de faire ainsi mieux ressortir les détails de
leur organisation intérieure. Ainsi, dans les cas douteux, lorsqu'on
veut savoir si l'on a affaire à de la matière tuberculeuse ou à du
pus, l'acide acétique établit facilement le diagnostic ; en effet,
avec son secours on voit qu'il existe dans les globules du pus
des noyaux bien distincts, tandis qu'il n'en existe pas dans
les corpuscules des tubercules. Il faut cependant savoir se servir de cet acide ; mêlé directement, même en petite quantité,
avec certains liquides, il les altère très-promptement. Le meilleur

moyen de le mettre en usage est donc de le faire entrer par l'effet
de la capillarité entre les deux lames de verre (une de verre plus
ou moins épais, recouverte d'une autre beaucoup plus petite et
très-mince), entre lesquelles on place ordinairement les objets
qu'on veut examiner au microscope. Mais ici se présente une
autre difficulté. Lorsque le liquide à examiner se coagule promptement, ou lorsqu'il est plus ou moins gluant de sa nature, l'acide
acétique n'exerce souvent qu'une action lente et incomplète sur
lui. Il faut donc encore ici, pour ne pas tirer de l'observation des
conclusions prématurées, faire agir cet acide par diverses méthodes; après des essais multipliés et variés, on arrivera souvent
à des résultats bien différents de ceux qu'on avait cru trouver
dans le principe. On voit, par cet exposé, combien dans l'observation, il est de rigueur de tenir compte de tous les détails et
de toutes les circonstances.

L'acide azotique et surtout l'acide chlorhydrique offrent le
grand avantage, dans les études microscopiques, de permettre
d'examiner tous les détails de parties dures et opaques, en dissolvant les sels calcaires qui, sans eux, les déroberaient en
grande partie à ce genre d'investigation. C'est à leur aide qu'on
peut saisir, par l'examen microscopique, les détails de structure
et les altérations morbides du système osseux. C'est par la même
raison que ces réactifs permettent, dans des cas douteux, de décider si un produit morbide, d'apparence osseuse, est réellement
constitué par du tissu osseux, ou s'il n'est pas plutôt formé par
un dépôt minéral accidentel.

Les alcalis concentrés dissolvent plusieurs espèces de globules
que l'on rencontre dans les produits morbides. Lorsque leur action
est lente, ils permettent d'apprécier quelques détails de structure
difficiles à apprécier sans cela.

La teinture d'iode offre l'avantage de colorer en jaune les
globules élémentaires qu'on veut étudier, et elle peut devenir
utile pour l'examen des parties très-pâles et très-transpa-
rentes.

En résumé, nous recommandons aux micrographes d'observer
l'action d'un certain nombre de réactifs sur tous les produits mor-

bides. On pourra ainsi non-seulement mieux saisir quelques détails de structure, mais encore arriver à des résultats importants sur leur composition chimique.

Pour tirer des recherches microscopiques en pathologie tout le
parti possible, il est indispensable de varier les grossissements,
et d'examiner successivement le même objet avec les grossissements les plus faibles et avec les plus puissants.

Les amplifications de trente à cinquante diamètres sont très-
utiles pour examiner l'ensemble d'un tissu morbide, ainsi que
pour étudier tout ce qui tient à la vascularité, lorsqu'il s'agit de
décider, par exemple, si la rougeur d'une partie malade est consécutive à l'hyperémie ou à une simple imbibition de matière
colorante du sang. Les grossissements de force moyenne, de deux
à trois cents diamètres, conviennent pour étudier le groupement
et la disposition des éléments moléculaires qui constituent les
tissus. Il est un préjugé très-fâcheux parmi les micrographes,
c'est de ne dépasser qu'exceptionnellement un grossissement de
trois cents diamètres. Nous posons en fait, au contraire, que pour
distinguer l'individualité, les caractères propres aux éléments
pathologiques différentiels, il est de toute nécessité de se servir
des plus forts grossissements que l'art nous offre, ceux de cinq à
huit cents diamètres. Dans le microscope de M. Georges Oberhaeuser, un des meilleurs instruments que l'on confectionne aujourd'hui, et sans contredit le plus facile à manier et le plus
commode pour des travaux longs et suivis, le système de lentilles
n° 9, combiné avec les oculaires n° 3, 4 et 5, donne successivement des grossissements de quatre à huit cents diamètres. L'oculaire n° 5 ne peut être que d'un usage exceptionnel. Le système
n° 9, et l'oculaire n° 4, sont indispensables pour les études exactes
en micrographie pathologique. Dernièrement, M. Nachet a pré-
senté à l'Académie des sciences des lentilles très-puissantes, qui
constituent un progrès réel pour les études microscopiques. On
peut, avec le plus fort de ces systèmes, atteindre huit cents diamètres et au delà sans se servir de forts oculaires, ce qui offre
un grand avantage. C'est au moyen de ces lentilles que nous
avons pu étudier la structure des nucléoles, déterminer la diver-

sité des granules moléculaires, et étendre sur plusieurs points nos recherches plus loin que nous ne l'avions fait auparavant.

En général, lorsqu'on se sert de forts grossissements, il faut non-seulement recouvrir la préparation destinée à l'examen microscopique d'un verre très-mince, mais encore employer le liquide diluant en fort petite quantité, et, s'il y en a trop, on fait bien d'attendre qu'il soit un peu évaporé. C'est quelquefois long, mais on a alors l'avantage de voir infiniment mieux tous les détails. Du reste, il ne faut jamais commencer un examen microscopique quelconque si l'on n'a pas plusieurs heures consécutives à y consacrer.

En parlant de forts grossissements, nous n'entendons pas ceux que les opticiens indiquent ; car ils exagèrent toujours le pouvoir amplifiant de leurs lentilles. Il faut que chaque observateur ait mesuré lui-même la valeur du grossissement des divers systèmes de lentilles combinés avec les différents numéros d'oculaires.

Lorsqu'on a ainsi examiné les produits morbides avec tous les divers grossissements, on finit par comprendre à quelles formes extérieures, déjà visibles à l'œil nu, correspondent les éléments microscopiques, et on acquiert un jugement beaucoup plus sûr par rapport aux caractères extérieurs des pièces pathologiques. Ce qui distingue l'œil exercé, c'est de comprendre en voyant. Or, le microscope, en déchiffrant les formes inintelligibles sans son secours, éclaire le diagnostic et peut devenir utile dans le choix des moyens de traitement. Bien des fois, nous avons pu nous convaincre de ces avantages dans le diagnostic des tumeurs, qui, comme tout chirurgien expérimenté le sait, présente souvent de grandes difficultés.

Quant aux instruments à employer dans la préparation des objets pour l'examen microscopique, nous ne saurions trop insister sur la simplicité dans leur choix. Des ciseaux courbes sur le plat constituent le meilleur instrument pour obtenir des tranches fines ; des poinçons très-pointus, à manche fixe, et des scalpels fins, suffisent ordinairement pour étendre convenablement les parcelles à étudier. Il faut étendre sans déchirer, aplatir sans écra-

ser; c'est pour cela que nous nous servons rarement du com-
presseur. En thèse générale, il faut que l'habileté soit dans les
doigts, et non dans les instruments de l'observateur; cette habileté, du reste, ne s'improvise pas, et ne s'acquiert que par
l'expérience et la persévérance. On peut donc se dispenser de la
plupart de ces instruments ingénieux, qui servent mieux à orner
les planches d'un manuel microscopique, qu'à procurer des
commodités dans la pratique.

Depuis que les instruments d'optique ont été perfectionnés, on
peut travailler au microscope aussi bien le soir à la lampe que le
jour avec la lumière naturelle. Toutefois, nous conseillons de pré-
férer le jour pour toutes les recherches importantes; on aura
plus de netteté dans l'examen, on préparera mieux les objets,
surtout ceux qui demandent une dissection délicate, et on se fati-
guera moins les yeux. Toutefois, pour de très-forts grossissements,
et pour quelques détails qu'on ne voit qu'avec une lumière très-
vive, il y a quelquefois de l'avantage à travailler avec une bonne
lumière de lampe, surtout lorsque le microscope est muni de
diaphragmes verticaux convenables.

Pour mesurer les objets soumis à l'examen microscopique, on
a inventé plusieurs méthodes généralement connues. Nous donnons la préférence au micromètre adapté dans un oculaire. Na-
turellement, il faut avant tout fixer la valeur de chaque division
avec les divers systèmes de lentilles, ce qui se fait facilement en
mettant sur le porte-objet un millimètre divisé en cent parties,
et en déterminant le rapport entre les divisions du micromètre
de l'oculaire et les centièmes de millimètre. Cette méthode offre
la faculté de mesurer jusqu'à un huit-centième de millimètre, et
elle est d'une application facile, ce qui permet de fixer la moyenne
du volume des éléments microscopiques d'après un grand nombre de mesures exactes.

Il est un autre point, dans l'étude microscopique, que l'observateur ne doit point négliger, c'est de toujours dessiner en examinant. On se rend ainsi mieux compte de ce qu'on voit, et on fait
mieux comprendre aux autres ce que l'on a examiné. Parmi les
diverses méthodes de dessin, nous donnons la préférence au

dessein à la main et d'après nature, duquel il faut nécessairement
avoir l'habitude. La chambre claire, aujourd'hui très-perfec-
tionnée, peut rendre de bons services pour le dessin linéaire ;
mais son emploi demande de l'habitude, et il est en outre très-
limité. Le daguerréotype a fourni de fort beaux résultats entre
les mains de M. Donné, et nous désirons vivement que cet observateur distingué, auquel la micrographie est déjà redevable de
bien grands services, trouve les moyens d'en rendre l'application facile, en sorte que son emploi puisse devenir général.

Nous pourrions multiplier les préceptes, mais nous croyons
avoir indiqué les moyens les plus essentiels. Nous nous en tien-
drons là, parce qu'il faut également que chaque observateur fasse
son école, et que, pour les études microscopiques, comme pour
toutes les autres, du reste, les principaux préceptes sont le bon
sens dans le choix des moyens, la persévérance dans leur application, et la sobriété du jugement dans les conclusions. C'est ainsi
que les études microscopiques en pathologie, qui aujourd'hui
méritent de ne plus être une spécialité, pourront rendre avec le
temps de grands services pour le traitement des maladies.

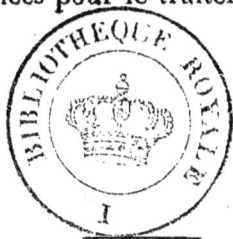

EXPLICATION DES PLANCHES [1].

PLANCHE I.

Fɪɢ. 1-3. Globules granuleux d'exsudation.

Fɪɢ. 1. Globules sans noyaux.

Fɪɢ. 2. Globules granuleux renfermant un à deux noyaux.

    a. Paroi d'enveloppe du globule.

    b. Noyau.

Entre les deux se trouve le contenu cellulaire, composé de granules et de très-petits globules.

Fɪɢ. 3. Expansion membraneuse, toute composée de globules granuleux.

    a. a. Globules sans noyaux.

    b. b. Noyaux.

    c. c. Granules moléculaires.

    d. d. Petits globules graisseux.

Fɪɢ. 4. Fragments de fausse membrane.

    a. Substance fibroïde stratifiée, renfermant :

    b. Des granules moléculaires.

    c. Des globules pyoïdes.

    d. d. Des globules du pus renfermant des noyaux.

Les globules pyoïdes offrent la plupart des caractères des globules du pus. Leur principal caractère distinctif est l'absence de noyaux intérieurs bien formés.

Fɪɢ. 5. Tissu fibreux très-dense, se trouvant dans des fausses membranes anciennes, et offrant à l'œil nu l'aspect du fibro-cartilage.

Fɪɢ. 6. Tissu gélatiniforme, colloïde, d'exsudation inflammatoire.

[1] Nous avons rectifié dans l'explication des planches plusieurs petites erreurs du texte et de la mise des lettres.

2

  a. a. Substance hyaline renfermant des granules moléculaires
  et des fibres.

  b. b. Petits globules granuleux, qu'on rencontre habituellement dans ce tissu.

Fig. 7. Globules du pus à aspect framboisé, ne laissant voir leurs noyaux
internes que d'une manière obscure.

  a. a. Globules dans lesquels on ne reconnaît point de noyaux.

  b. b. Globules qui montrent des noyaux sous forme de taches
  peu distinctes. L'acide acétique, en rendant la paroi du
  globule plus transparente, met leur existence hors de doute.

  c. Devrait représenter le nucléole que renferment souvent
  les noyaux des globules du pus. Il est représenté dans les
  fig. 9 et 10. Par un oubli du graveur, il n'a point été indiqué sur la fig. 7, globule *b. c.*

Fig. 8. Globules du pus, renfermant des petites vésicules graisseuses
dans leur intérieur ; fait assez rare.

  a. Paroi du globule du pus.

  b. Noyau.

  c. Vésicules graisseuses dans l'intérieur de ces globules.

Fig. 9. Globules du pus, renfermant deux à quatre noyaux, vus avec
un fort grossissement de cinq cents diamètres, et rendus un peu
transparents par l'action prolongée de l'eau.

  a. a. Parois.

  b. b. Noyaux.

Fig. 10. Globules du pus, renfermant des noyaux et des nucléoles. Ils
ont été rendus plus transparents par l'acide acétique.

  a. a. Parois d'enveloppe des globules.

  b. b. Noyaux.

  c. Nucléole.

Le nombre de noyaux varie entre un et quatre, ce qui ne constitue que des
variétés peu importantes.

Fig. 11. Noyaux des globules du pus.

Quelques-uns de ces noyaux renferment des nucléoles. Ils sont entourés de
granules moléculaires.

Fig. 12. Globules du pus déformés par la dessiccation, se rencontrant
souvent sous cette forme dans les produits de l'expectoration.

  a. a. Parois des globules.

  b. b. Noyaux.

PI. 1.

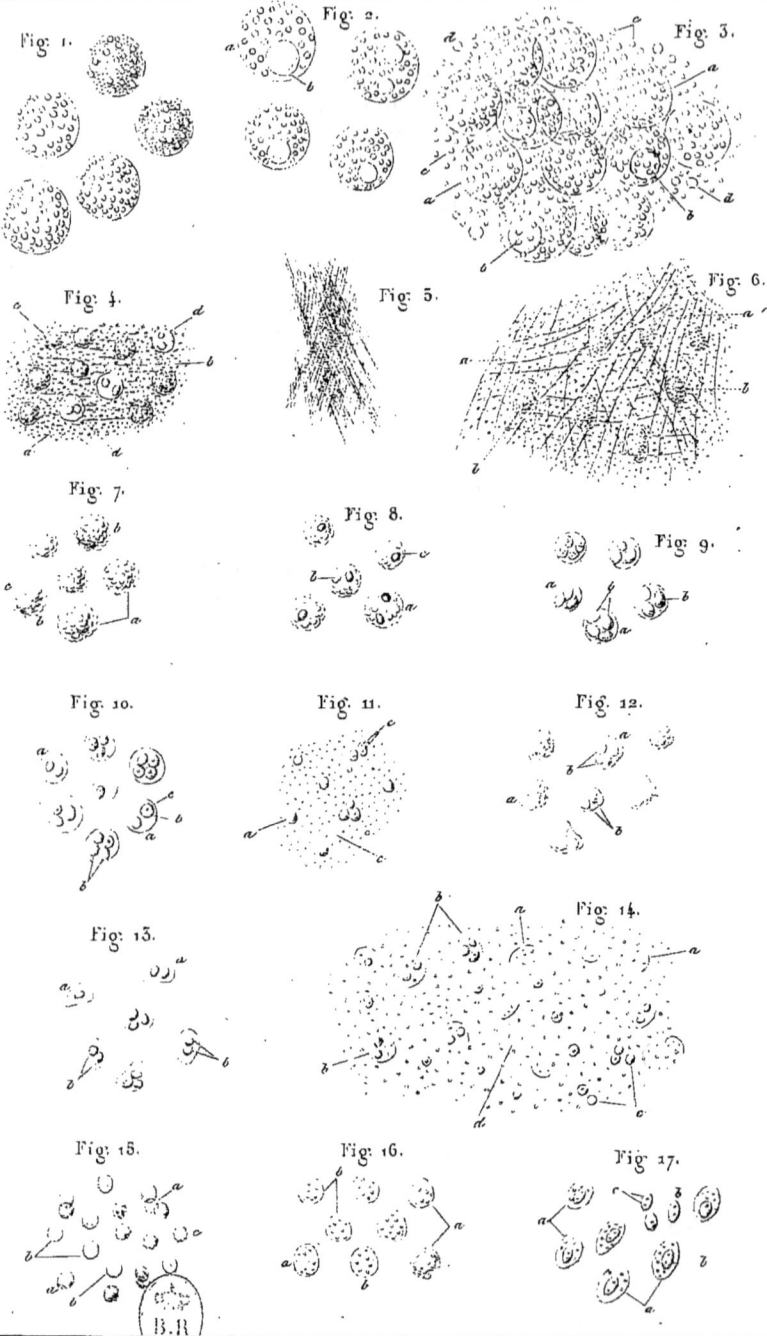

Fig. 1. Fig. 2. Fig. 3.
Fig. 4. Fig. 5. Fig. 6.
Fig. 7. Fig. 8. Fig. 9.
Fig. 10. Fig. 11. Fig. 12.
Fig. 13. Fig. 14.
Fig. 15. Fig. 16. Fig. 17.

Lebert & Lackerbauer del.   N. Rémond imp.   Oudet sc.

Fig. 13. Ces mêmes globules traités par l'acide acétique.

    a. a. Parois.

    b. b. Noyaux.

Fig. 14. Globules du pus en voie de dissolution. Ils ont été observés dans le sang d'un lapin, auquel du pus, renfermant des globules complets, avait été injecté.

    a. a. Fragments de parois des globules.

    b. b. Globules déformés, renfermant des noyaux.

    c. c. Noyaux isolés.

    d. d. Granules moléculaires.

Fig. 15. Globules du sang humain, représentés dans cette planche pour faire voir la grande différence qu'ils offrent avec les globules du pus.

    a. a. Globules dans lesquels l'ombre paraît au bord.

    b. b. Globules dans lesquels l'ombre paraît au milieu. Cette tache ombrée a été prise autrefois pour le noyau. On est aujourd'hui généralement d'accord que ce noyau n'existe pas.

    c. c. Globules du sang à surface crénelée; déformation que l'on observe dans le sang normal, et qui n'offre aucun caractère pathognomonique.

Fig. 16. Globules blancs du sang, renfermant des granules dans leur intérieur.

    a. a. Parois d'enveloppe.

    b. b. Granules de leur intérieur. Les traits qui partent de la lettre *b.* auraient dû être continués dans l'intérieur des globules.

Fig. 17. Globules d'épithélium de la paroi interne des vaisseaux sanguins; on les trouve quelquefois mêlés avec les globules du sang. Il est important de ne les confondre ni avec les globules blancs du sang ni avec les globules du pus.

    a. a. Parois des globules.

    b. b. Noyaux.

    c. c. Nucléoles.

PLANCHE II.

—

Fɪɢ. 1. Jeunes cellules d'épithélium et leurs noyaux libres, qu'il est important de ne pas confondre avec les globules du pus.
>   a. Paroi cellulaire.
>   b. b. Noyau.
>   c. Nucléole (trop faiblement indiqué dans la gravure).

Fɪɢ. 2. Globules pyoïdes, se distinguant des globules complets du pus par l'absence du noyaux.

Fɪɢ. 3. Granules se trouvant habituellement dans le pus. D'après M. Valentin, ils seraient constitués par de l'élaïne et de la stéarine.

Fɪɢ. 4. Globules graisseux, se rencontrant souvent dans le pus.

Fɪɢ. 5. Cristaux de cholestérine se trouvant dans beaucoup de produits morbides différents.

Fɪɢ. 6. Cristaux prismatiques, que l'on observe quelquefois dans le pus.

Fɪɢ. 7. Petits vibrions qui se rencontrent souvent dans le pus, et qui n'ont cependant aucun caractère spécifique. Nous les avons rencontrés dernièrement en quantité prodigieuse dans le pus frais de la pourriture d'hôpital.
>   a. a. La tête de ces petits animaux.
>   b. b. Groupes et chaînes de vibrions.
>   c. c. La queue.

Fɪɢ. 8-10. Diverses espèces d'infusoires que nous avons observés une fois dans le testicule et dans le sperme de la Salamandra atra Laur.

Fɪɢ. 11. Helminthe trouvé en quantité notable sur un ulcère d'une Salamandra maculata. Ce ver appartient à l'espèce de la Rhabditis terricola Dujardin.

Fɪɢ. 12-18. Pyogénie et régénération de l'épiderme, observées sur une plaie de vésicatoire.

Fɪɢ. 12. Globules du pus fraîchement formés et incomplétement développés.
>   a. a. Globules d'apparence homogène.
>   b. b. Globules dans l'intérieur desquels se trouvent des granules, qui sont des noyaux incomplétement formés.

Pl. 11.

Fig: 1.

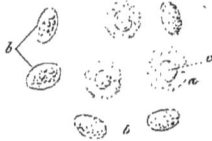

Fig: 2.

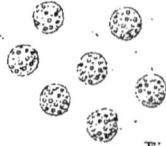

Fig: 3.

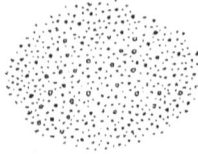

Fig: 5.

Fig: 4.

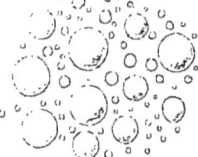

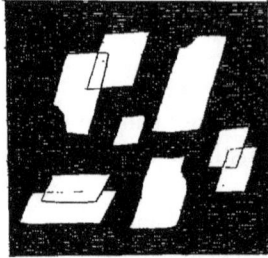

Fig: 6.

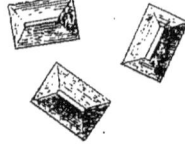

Fig: 7.

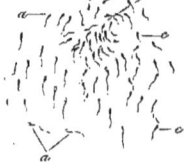

Fig: 8.

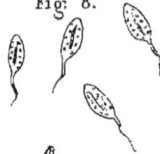

Fig: 9.

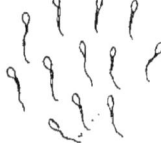

Fig: 10.

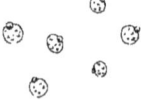

Fig: 11.

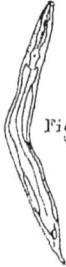

Fig: 12.

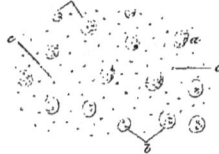

Fig: 13.

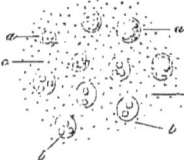

Fig: 14.

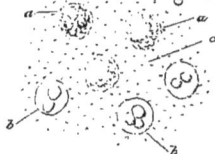

Fig: 15.

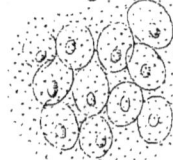

Fig: 16.

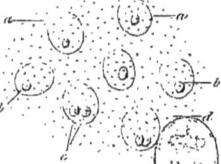

Fig: 17.

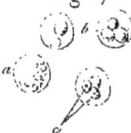

Fig: 18.

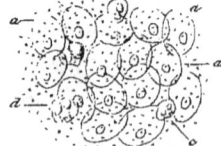

Lebert & Luckerbauer del.   N. Rémond imp.   Oudet sc.

    c. c. Granules moléculaires.

F*ig*. 13. Globules du pus un peu plus avancés, mais encore plus petits qu'à l'état complet.

    a. a. Globules du pus ne montrant les noyaux internes que d'une manière peu distincte.

    b. b. Les mêmes globules traités par l'acide acétique et montrant des noyaux très-distincts.

    c. c. Granules moléculaires.

F*ig*. 14. Globules du pus plus avancés, arrivés à leur développement complet.

    a. a. Globules du pus peu transparents.

    b. b. Globules du pus traités par l'acide acétique.

    c. c. Granules moléculaires qui entourent les globules du pus.

F*ig*. 15. Cellules d'épiderme de la couche interne de l'ampoule, produite par un vésicatoire. Ces cellules ont été rendues plus transparentes par l'action de l'acide acétique.

F*ig*. 16. Cellules d'épiderme fraîchement sécrétées.

    a. a. Parois cellulaires.

    b. b. Noyaux.

    c. c. Nucléoles.

    d. Granules moléculaires.

F*ig*. 17. Globules du pus très-complets, renfermant des nucléoles. Ils ont été sécrétés avec les jeunes cellules d'épiderme.

    a. Globule peu transparent.

    b. Globules traités par l'acide acétique, montrant bien leurs noyaux.

    c. Nucléoles de ces noyaux.

F*ig*. 18. Cicatrice récente de la plaie d'un vésicatoire.

    a. a. Jeunes cellules d'épiderme.

    b., *c.* et *d.* Globules du pus à divers degrés de déformation, renfermés dans la pellicule épidermique de la cicatrice.

PLANCHE III.

—

Fig. 1. Cellules d'épiderme régénéré. Les cellules sont aplaties et devenues polygones par juxtaposition.

    a. a. Cellules à noyaux.

    b. b. Cellules dont le noyau a été résorbé.

Fig. 2. Cellules d'épiderme plus avancées encore, ayant la forme de feuillets anguleux et aplatis.

    a. Cellules avec un noyau.

    b. Cellules sans noyau.

Fig. 3-13. Éléments que l'on rencontre dans l'expectoration.

Fig. 3. Globules du pus à un seul noyau, ne constituant qu'une variété de ces globules. Ce noyau ne se divise pas en plusieurs, comme on a prétendu.

Fig. 4. Globules du pus déformés par la dessiccation.

    a. a. Globules sans noyaux apparents.

    b. b. Les mêmes, traités par l'acide acétique, montrant des noyaux.

Fig. 5 et 6. Épithélium buccal, qui se trouve dans les crachats, par leur mélange avec la salive.

    a. Paroi cellulaire.

    b. Noyau.

    c. Nucléoles.

Fig. 6. Jeunes cellules épithéliales qui se trouvent dans le mucus buccal. Lorsqu'on les examine à de faibles grossissements, on les confond facilement avec les globules du pus.

    a. Paroi cellulaire.

    b. Noyau.

Fig. 7. Épithélium pavimenteux et granuleux. Cet épithélium se trouve dans diverses parties des bronches.

Il y a dans le texte, 1er vol., p. 71, une erreur, cette 7e figure étant indiquée comme correspondant à des noyaux des grandes cellules épithéliales. Les cellules de la planche III, figure 7 correspondent plutôt, à la description de la page 72, aux jeunes cellules épithéliales finement ponctuées.

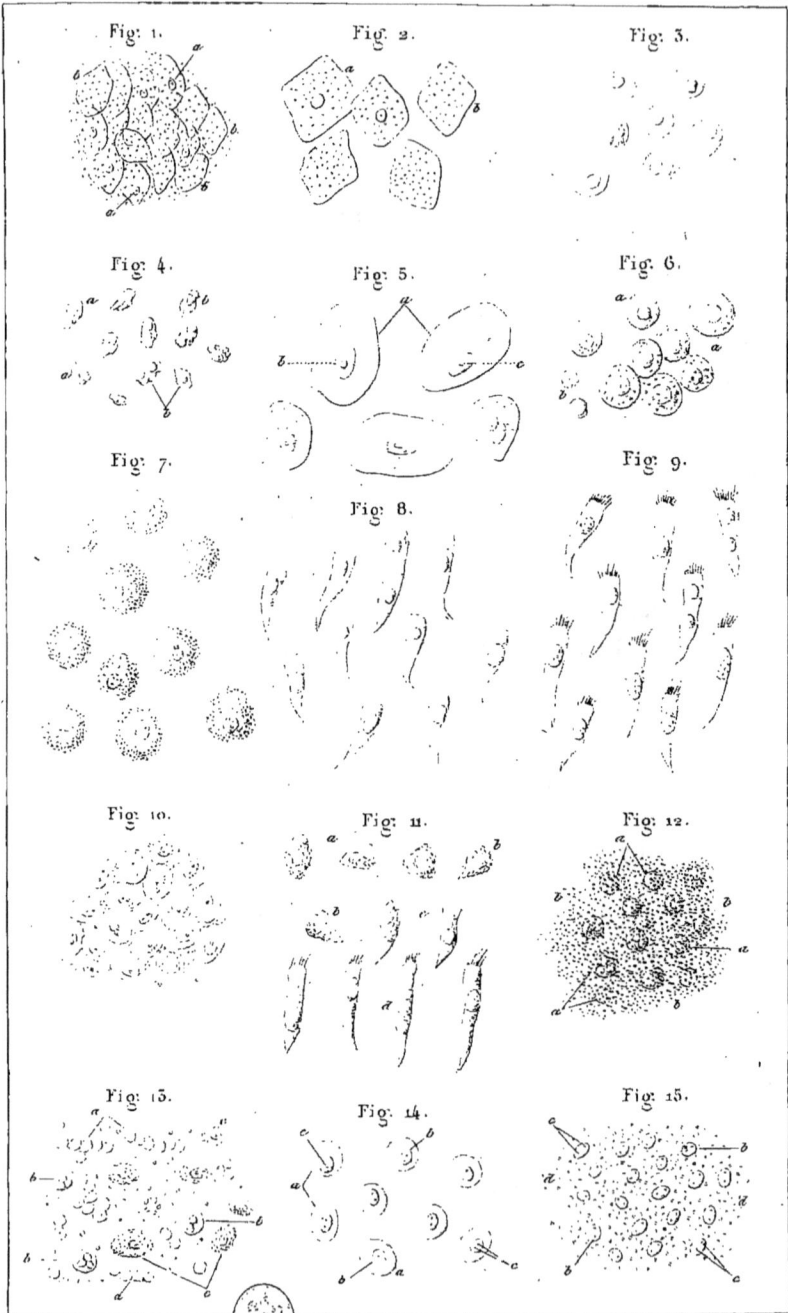

Pl. III.

Fig. 1. Fig. 2. Fig. 3.

Fig. 4. Fig. 5. Fig. 6.

Fig. 7. Fig. 8. Fig. 9.

Fig. 10. Fig. 11. Fig. 12.

Fig. 13. Fig. 14. Fig. 15.

Lebert & Lackerbauer del.   K. Rémond Imp.   Oudet sc.

F ɪɢ. 8. Épithélium cylindrique à un ou à deux noyaux, provenant de l'arrière-bouche et du larynx.

F ɪɢ. 9. Épithélium vibratile provenant de la membrane muqueuse du nez ou de celle des bronches.

F ɪɢ. 10. Épithélium pavimenteux de la membrane muqueuse des petites bronches. Ces cellules renferment des noyaux et des nucléoles bien manifestes.

F ɪɢ. 11. Formes intermédiaires entre les épithéliums pavimenteux, cylindrique et vibratile.

        a. Épithélium pavimenteux.

        b. Épithélium cunéiforme.

        c. Épithélium cylindrique.

        d. Épithélium vibratile.

F ɪɢ. 12. Flocons pseudo-membraneux qu'on rencontre souvent dans les crachats.

        a. a. Globules du pus qu'ils renferment.

        b. b. Substance granuleuse fibroïde qui entoure ces globules.

F ɪɢ. 13. Crachats de la pneumonie, renfermant des globules du sang.

        a. a. Globules du sang.

        b. b. Globules du pus.

        c. c. Globules d'épithélium.

F ɪɢ. 14. Globules fibro-plastiques.

        a. a. Parois cellulaires.

        b. b. Noyaux.

        c. c. Nucléoles.

F ɪɢ. 15. Noyaux des globules fibro-plastiques, entourés de granules.

        b. b. Noyaux.

        c. c. Nucléoles.

        d. d. Granules qui les entourent.

PLANCHE IV.

—

Fɪɢ. 1. Formes intermédiaires entre les globules fibro-plastiques et les fibres.
  a. Globules ronds ou ovoïdes.
  b. Globules pointus à leurs deux extrémités.
  c. Corps fusiformes à noyaux.
  d. Corps fusiformes très-allongés, sans noyaux.
Fɪɢ. 2. Tissu fusiforme fibro-plastique.
  a. Corps fusiformes sans noyaux.
  b. Corps fusiformes renfermant des noyaux.
  c. Granules moléculaires de la substance inter-cellulaire de ce tissu.
Fɪɢ. 3. Bourgeons charnus récents, en voie de suppuration.
  a. a. Réseau vasculaire des bourgeons charnus.
  b. b. Globules du pus renfermés dans ce tissu.
  c. c. Globules du pus rendus transparents par l'acide acétique et montrant des noyaux.
  d. d. Granules moléculaires de la substance inter-cellulaire.
Fɪɢ. 4. Bourgeons charnus tendant à la cicatrisation.
  a. a. Réseau vasculaire.
  b. et *c*. Globules du pus déformés.
  d. d. Granules moléculaires.
Fɪɢ. 5. Cicatrices récentes.
  a. a. Tissu fibroïde inodulaire.
  b. b. Cellules épidermiques à noyaux.
  c. c. Cellules épidermiques sans noyaux.
Fɪɢ. 6. Substance cérébrale enflammée.
  a. a. Fibres cérébrales.
  b. b. Globules granuleux.
  c. c. Petits globules de la substance cérébrale.
  d. d. Granules moléculaires.
Fɪɢ. 7. Substance cérébrale enflammée, ramollie et diffluente.
  a. a. Débris de fibres cérébrales.

Pl. IV.

Fig. 1.

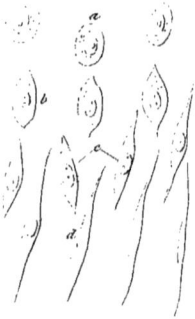

Fig. 2.

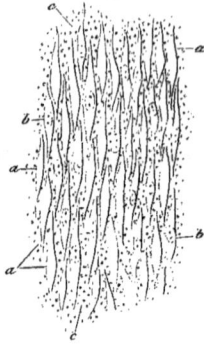

Fig. 3.

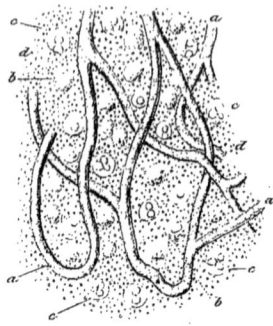

Fig. 4.

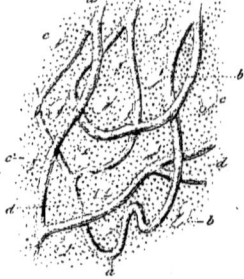

Fig. 5.

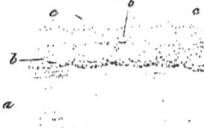

Fig. 6.

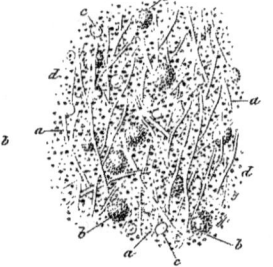

Fig. 7.

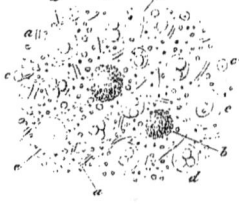

Fig. 8.

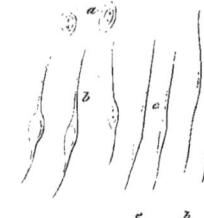

Fig. 9.

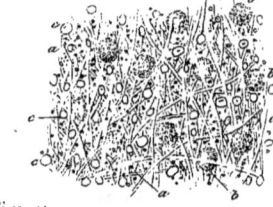

Fig. 10.

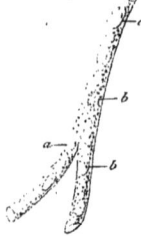

Fig. 11.

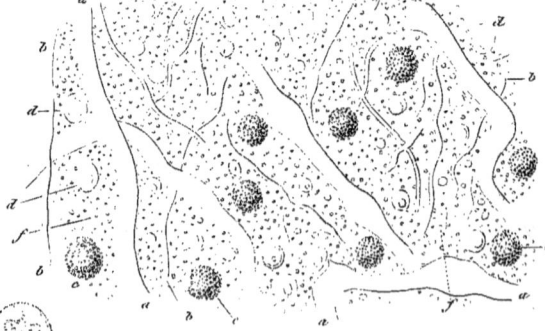

Lebert & Lackerbauer del. — N. Rémond Imp. — Oudet sc.

b. b. Globules granuleux.

c. c. Globules du sang.

d. d. Globules du pus.

e. e. Globules d'épithélium de vaisseaux cérébraux.

Fig. 8. Éléments fibro-plastiques de la paroi d'un abcès enkysté du cerveau.

a. Globules.

b. Corps fusiformes à noyaux.

c. Corps fusiformes sans noyaux.

d. Fibres.

Fig. 9. Substance cérébrale enflammée siége d'un épanchement apoplectique.

a. a. Fibres cérébrales.

b. b. Globules granuleux.

c. c. Globules du sang.

Fig. 10. Vaisseau cérébral montrant distinctement l'épithélium qui recouvre sa paroi interne.

a. a. Globules entiers.

b. b. Noyaux avec leurs nucléoles.

Fig. 11. Substance de la moëlle épinière enflammée et ramollie.

a. a. Fibres nerveuses larges, dont quelques-unes sont devenues variqueuses par le contact de l'eau.

b. b. Fibres plus étroites.

c. c. Globules granuleux d'inflammation.

d. et *e.* Globules de la substance de la moëlle.

f. f. Granules moléculaires.

PLANCHE V.

Fɪɢ. 1. Tissu pulmonaire enflammé, infiltré de globules granuleux et
de globules sanguins.

> *a. a.* Fibres pulmonaires.
> *b. b.* Globules granuleux.
> *c. c.* Globules sanguins.

Fɪɢ. 2. Matière jaune caséeuse qui recouvre des ulcères typhoïdes.

> *a. a.* Granules moléculaires.
> *b. b.* Petits globules propres à cette substance.
> *c. c.* Noyaux de globules d'épithélium.
> *d. d.* Globules d'épithélium ronds ou cylindriques.

Fɪɢ. 3. Tissu pulmonaire devenu le siége d'une pneumonie chronique.

> *a. a.* Fibres pulmonaires.
> *b. b.* Globules pyoïdes.
> *c. c.* Globules sanguins.

Fɪɢ. 4. Même tissu pulmonaire montrant quelques vésicules et ramifications bronchiques capillaires.

> *a. a.* Plèvre épaissie.
> *b. b.* Injection vasculaire, bien prononcée par places au
> milieu du tissu pulmonaire peu injecté qui l'entoure.
> *c. c.* Vésicules pulmonaires.
> *d. d.* Petites ramifications bronchiques remplies de pus et de
> matière d'exsudation.
> *e. e.* Petits globules granuleux qui infiltrent ce tissu.
> *f. f.* Éléments fibro-plastiques qu'on rencontre parmi les élé-
> ments de l'exsudation.

Fɪɢ. 5. Sérosité purulente consécutive à l'inflammation des méninges.

> *a. a.* Globules du pus.
> *b. b.* Globules pyoïdes.
> *c. c.* Globules fibro-plastiques.
> *d. d.* Globules du sang déformés.
> *e. e.* Granules moléculaires.

Pl. V.

Fig. 1.

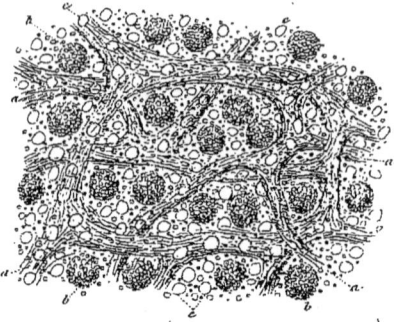

Fig. 2.

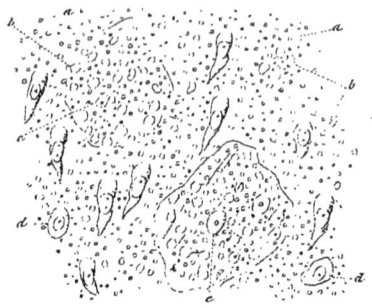

Fig. 6.

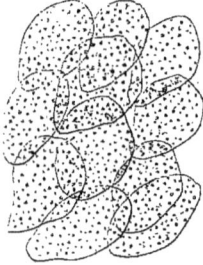

Fig. 3.

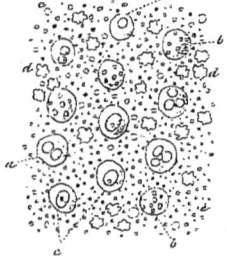

Fig. 5.

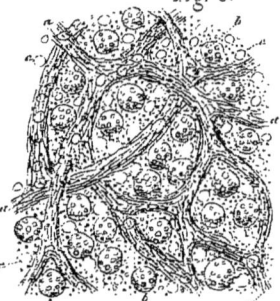

Fig. 4.

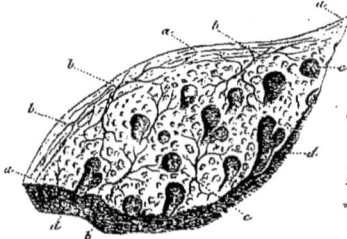

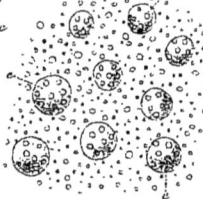

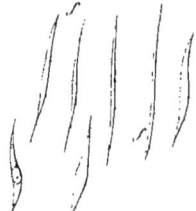

Fig. 7.

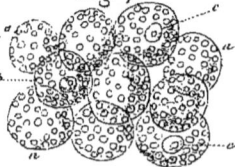

Fig. 9.

Fig. 10.

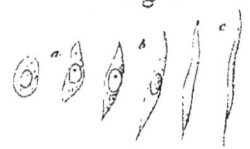

Fig. 8.

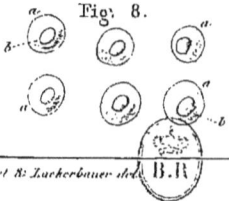

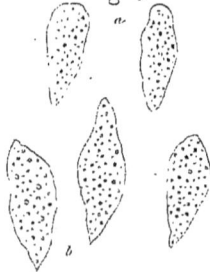

Fig. 11.

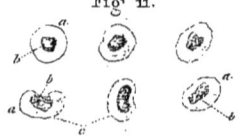

Lebert & Zuckerbauer del.   B.R   N. Rémond Imp.   Oudet sc.

Fɪɢ. 6. Feuillets ponctués et imbriqués qui constituent les papilles du *cor villosum* dans la péricardite.

Fɪɢ. 7. Fausses membranes de péricardite, composées de globules granuleux.

        a. a. Globules granuleux sans noyaux.

        b. b. Globules granuleux avec noyaux.

        c. c. Noyaux renfermant un nucléole.

Fɪɢ. 8. Globules fibro-plastiques de ce même épanchement.

        a. a. Globules.

        b. b. Noyaux.

Fɪɢ. 9. Globules granuleux qui tendent à s'allonger pour se transformer en fibres.

        a. Globules allongés arrondis.

        b. Feuillets allongés pointus à leur extrémité.

Fɪɢ. 10. Éléments fibro-plastiques du même épanchement.

        a. Globules fibro-plastiques.

        b. Corps fusiformes avec noyaux.

        c. Corps fusiformes très-allongés sans noyaux.

Ces figures se rapportent à l'observation de péricardite rapportée 1ᵉʳ vol., pages 166 et 167. Les renvois aux planches dans le texte n'y étant pas indiqués d'une manière exacte, nous avons rectifié ce qu'il y avait d'incomplet dans l'explication de la planche telle que le texte l'indique.

Fɪɢ. 11. Globules d'exsudation d'un épanchement péritonéal.

        a. a. Paroi globulaire.

        b. b. Noyaux.

        c. Globules de forme semi-lunaire.

PLANCHE VI.

Fɪɢ. 1 à 9. Emphysème pulmonaire.

> Fɪɢ. 1. *a* et *b* on voit deux vésicules pulmonaires qui ne sont séparées que par la cloison *c*.
>
> Fɪɢ. 2. Les deux cloisons *a* et *b* montrent la réunion de trois vésicules qui sont sur le point de se réunir en une seule.
>
> Fɪɢ. 3 montre, dans les lignes *a, a, a,* des éperons qui sont des traces de vésicules réunies en une seule.
>
> Fɪɢ. 4 on voit une vésicule très-dilatée, et dont les parois sont tellement amincies, qu'on distingue à travers la substance des vésicules sous-jacentes.
>
> Fɪɢ. 5, 6 et 7 montrent diverses formes de vésicules pulmonaires dilatées.
>
> Fɪɢ. 8 représente tout un champ microscopique à un grossissement de soixante-dix fois, *montrant sur une coupe transversale* les aréoles du tissu pulmonaire dilatées et irrégulières.
>
> Fɪɢ. 9, fait voir dans *a* une de ces cavernes aériennes qu'on rencontre souvent dans les poumons emphysémateux, quelquefois d'une étendue considérable et formées par la destruction successive des divers éléments du tissu pulmonaire.

Pl. VI.

Fig. 1.

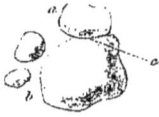

Fig. 2.

Fig. 3.

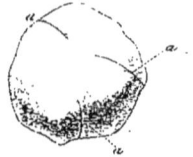

Fig. 4.

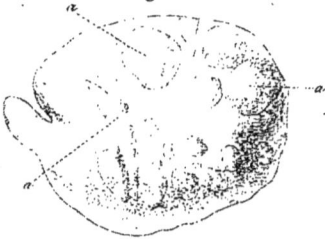

Fig. 5.

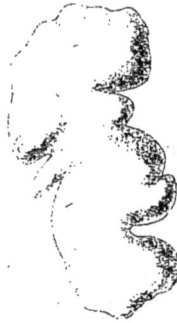

Fig. 6.

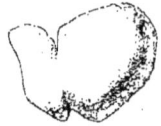

Fig. 7.

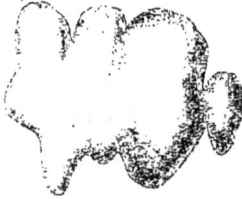

Fig. 9.

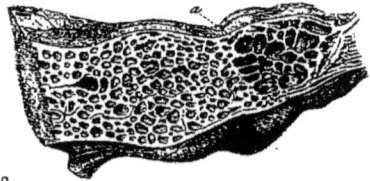

Fig. 8.

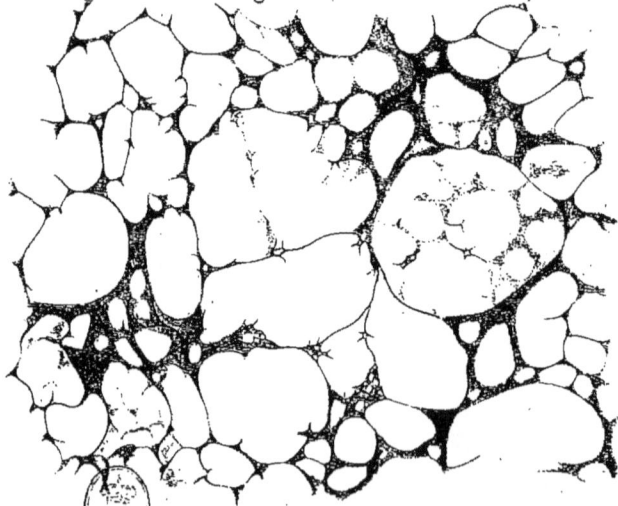

Lebert & Lackerbauer del.   N. Rémond Imp.   Oudet sc.

Pl. VII.

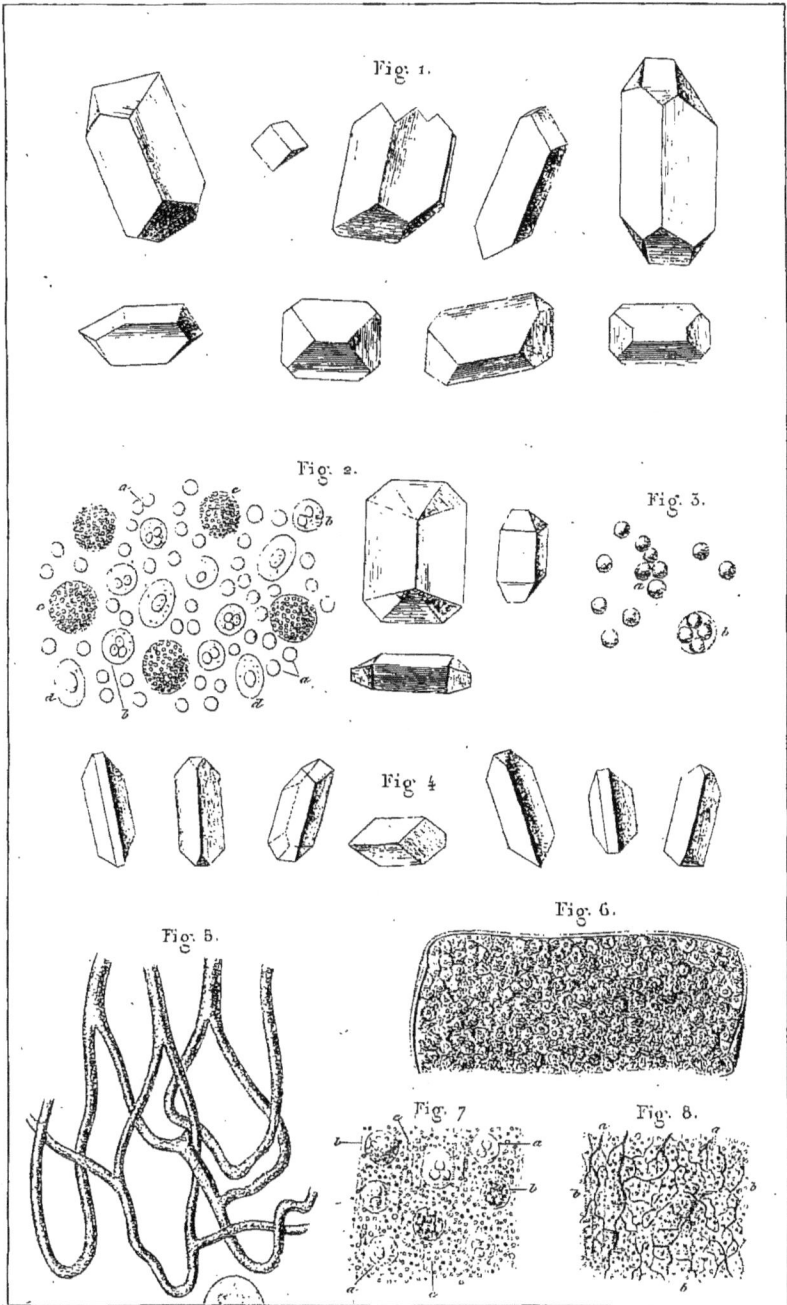

Fig. 1.

Fig. 2.

Fig. 3.

Fig. 4.

Fig. 5.

Fig. 6.

Fig. 7.

Fig. 8.

Lebert & Lackerbauer del.   N. Rémond Imp.   Oudet sc.

PLANCHE VII.

—

Fig. 1. Cristaux des selles dans la fièvre typhoïde.

Fig. 2. Éléments qui se trouvent dans les selles de la dysenterie.

  a. a. Petits globules graisseux.

  b. b. Globules du pus.

  c. c. Globules granuleux.

  d. d. Globules d'épithélium.

Fig. 3. Cristaux et globules brunâtres simples et composés qui se trouvent dans les selles dysentériques.

  a. Globules simples.

  b. Plusieurs globules réunis dans une enveloppe cellulaire commune.

Fig. 4. Cristaux recouvrant la partie gangrenée d'un os maxillaire atteint de nécrose.

Fig. 5. Anse vasculaire formant des papilles rougeâtres sur une membrane synoviale enflammée du coude.

Fig. 6. Surface interne d'une veine enflammée, recouverte de pus et de fausses membranes.

Fig. 7. Membrane interne d'une veine enflammée et infiltrée de pus.

  a. a. Globules du pus montrant leurs noyaux.

  b. b. Globules du pus à aspect framboisé.

  c. c. Fibres du tissu de la membrane.

Fig. 8. Réseau vasculaire inflammatoire de la membrane moyenne d'une veine enflammée.

  a. a. Vaisseaux.

  b. b. Substance fibro-granuleuse.

PLANCHE VIII.

—

F𝚒ɢ. 1 et 2. Globules du tubercule.

F𝚒ɢ. 1. *A*. Globules du tubercule vus à un grossissement de 400 diamètres.

       B. Les mêmes, vus à un grossissement de 600 diamètres.

  Dans *A* et *B* les corpuscules du tubercule sont désignés par la lettre *a ;* la lettre *b* indique les granules qui entourent ces corpuscules.

F𝚒ɢ. 2. Matière tuberculeuse vue dans son ensemble.

      A. A. Matière tuberculeuse isolée.

      a. a. Globules du tubercule.

      b. b. Granules moléculaires.

      c. c. Substance inter-cellulaire.

      B. Matière tuberculeuse entre les fibres pulmonaires.

      a. a. Globules tuberculeux.

      b. b. Granules moléculaires.

      c. c. Substance inter-cellulaire.

      d. d. Fibres pulmonaires.

F𝚒ɢ. 3. Corpuscules du tubercule, rendus transparents par l'acide acétique.

F𝚒ɢ. 4 et 5. Globules du tubercule ramolli. Les globules et les granules se désagrègent et tendent à s'arrondir.

      a. a. Globules tuberculeux.

      b. b. Granules.

F𝚒ɢ. 6 et 7. Globules du pus représentés sur cette planche pour montrer les caractères qui les distinguent des globules du tubercule.

F𝚒ɢ. 6. Globules du pus, dans leur état ordinaire.

      a. a. Globules peu transparents.

      b. b. Globules du pus qui font reconnaître leurs noyaux.

F𝚒ɢ. 7. Globules du pus traités par l'acide acétique.

F𝚒ɢ. 8. Globules cancéreux, représentés sur cette planche pour montrer les caractères qui les distinguent de ceux du tubercule.

      a. Paroi cellulaire.

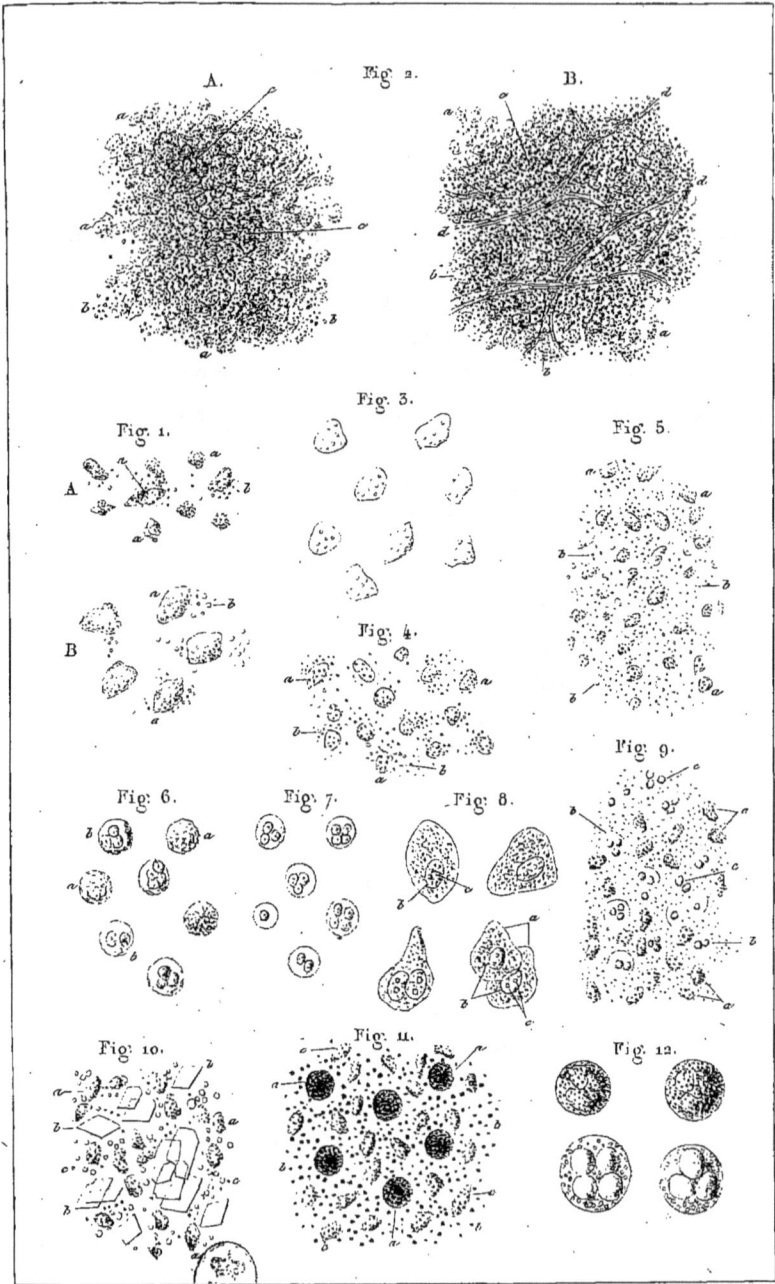

Pl. VIII

Fig. 2.

A.

B.

Fig. 3.

Fig. 1.

A

B

Fig. 5.

Fig. 4.

Fig. 9.

Fig. 6.

Fig. 7.

Fig. 8.

Fig. 10.

Fig. 11.

Fig. 12.

Lebert & Lackerbauer del.   J. Rémond Imp.   Oudet sc.

b. Noyau.

c. Nucléole.

Fɪɢ. 9. Matière tuberculeuse d'une glande cervicale infiltrée de pus.

Le mélange de la matière tuberculeuse et du pus a été traité par l'acide acétique.

On reconnaît ainsi en :

> *a. a.* Les globules du tubercule ne renfermant point de noyaux.
>
> *b. b.* Les globules du pus renfermant plusieurs noyaux.
>
> *c. c.* Les noyaux des globules du pus privés de leur membrane d'enveloppe.

Fɪɢ. 10. Matière tuberculeuse crétacée.

> *a. a.* Globules du tubercule.
>
> *b. b.* Cristaux de cholestérine.
>
> *c. c.* Granules du tubercule.

Fɪɢ. 11. Matière tuberculeuse mélangée de mélanose.

> *a. a.* Globules de mélanose.
>
> *b. b.* Granules mélaniques.
>
> *c. c.* Corpuscules du tubercule.

Fɪɢ. 12. Grands globules verdâtres, qu'on rencontre quelquefois dans les tubercules.

PLANCHE IX. \

—

Fig. 1. Tubercules pulmonaires gris, demi-transparents.
    a. a. Fibres pulmonaires.
    b. b. Globules du tubercule.
    c. c. Granules.
Fig. 2. Tissu graisseux trouvé dans une caverne tuberculeuse.
Fig. 3-4. Tubercules de la pie-mère.
Fig. 3. Un de ces tubercules isolé.
    a. a. Fibres cellulaires de la membrane séreuse.
    b. b. Tubercule montrant ses globules caractéristiques.
Fig. 4. Morceau de cerveau qui est le siége d'une méningite tuber-
culeuse.
    a. a. Pie-mère.
    b. b. Vaisseaux.
    c. c. Tubercules groupés autour des vaisseaux.
    d. d. Granulations tuberculeuses isolées.
Fig. 5-6. Tubercules qui se trouvent entre les parois d'une artère.
Fig. 5. Artère renfermant des tubercules, dessinés à un grossisse-
ment de 10 diamètres.
    a. a. Artère.
    b. b. Petites taches d'infiltration tuberculeuse.
    c. c. Tubercules un peu plus volumineux.
Fig. 6. Matière tuberculeuse renfermée dans cette artère.
    a. a. Les globules du tubercule examinés à un grossisse-
ment de 400 diamètres.
    b. b. Granules qui entourent ces corpuscules.
Fig. 7. Par une erreur typographique, on trouve dans le texte,
1ᵉʳ vol., page 448, l'indication de *Pl. IX, fig.* 1 : au lieu de
Pl. IX, fig. 7.

Cette figure représente une artère qui parcourt un tubercule cérébral volumineux sans s'y ramifier; elle paraît pour ainsi dire englobée dans la
matière tuberculeuse.

Pl. IX.

Fig: 1.

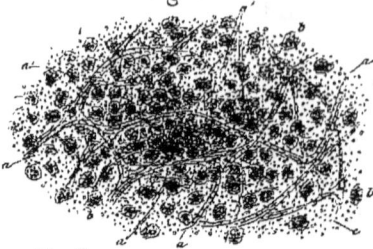

Fig: 2.

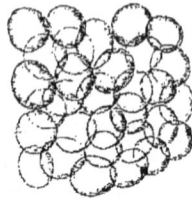

Fig: 3.

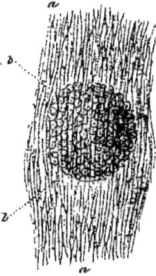

Fig: 4.

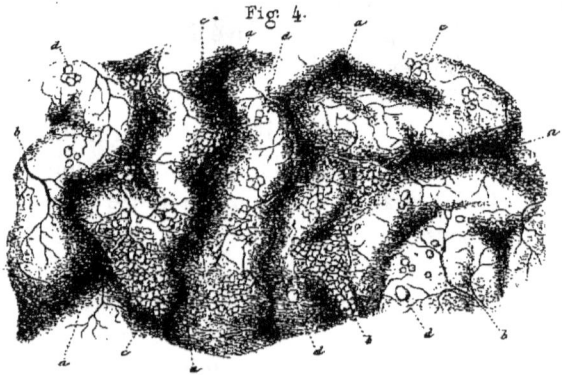

Fig: 5.

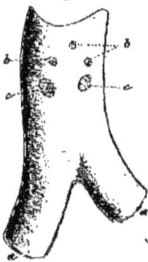

Fig: 6.

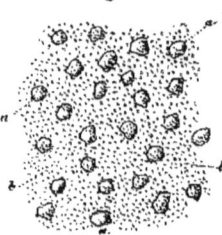

Fig: 7.

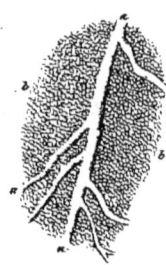

Fig: 8.

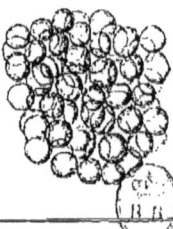

Fig: 9.

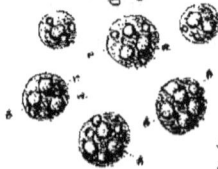

Fig: 10.

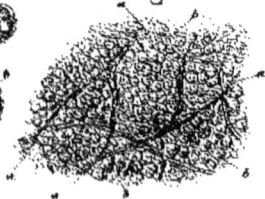

Lebert & Laukerbauer del.   N. Rémond imp.   Oudet sc.

  a. a. Artère.

  b. b. Matière tuberculeuse.

Fig. 8-9. Éléments du foie gras.

Fig. 8. Vésicules graisseuses, formant un véritable tissu graisseux.

Fig. 4. Cellules du foie infiltrées de graisse.

  a. a. Parois cellulaires.

  b. b. Vésicules graisseuses de leur intérieur.

  c. c. Noyaux des cellules du foie.

Fig. 10. Tubercules pulmonaires du pécari.

  a. a. Fibres pulmonaires.

  b. b. Globules tuberculeux.

 Ce dessin se rapporte au texte, 1ᵉʳ vol., page 498.

PLANCHE X.

—

Fig. 1. Feuillets d'épithélium d'une tumeur épithéliale.
  a. a. Parois cellulaires.
  b. b. Noyaux.
Fig. 2. Couche épithéliale d'un staphylôme.
  a. a. Parois cellulaires.
  b. b. Noyaux.
Fig. 3 à 6. Structure du condylome.
Fig. 3. Condylome papillaire vu à la loupe.
Fig. 4. Papille du condylome grossie 50 fois.
  a. a. Globules épidermiques.
  b. b. Vaisseaux.
Fig. 5. Papille du condylome grossie 300 fois.
  a. a. Globules épidermiques arrondis.
  b. b. Globules épidermiques fusiformes.
  c. c. Noyaux.
Fig. 6. Globules épidermiques isolés de la même papille.
  a. a. Parois du globule.
  b. b. Noyaux.
Fig. 7 à 11. Tumeur épidermique papillaire de la lèvre.
Fig. 7. La tumeur, vue à l'œil nu.
  a. a. Les papilles.
  b. b. Tissu sain de la lèvre.
  c. c. Poils.
Fig. 8. Cellules épidermiques sous diverses formes.
  A. Tranche très-mince composée de feuillets épidermiques.
  a. a. Parois cellulaires.
  b. b. Noyaux.
  B. La même tranche rendue transparente par l'acide acé-
    tique.
  a. a. Feuillets épidermiques.
  b, b, Noyaux,

Pl. X.

Fig. 1.

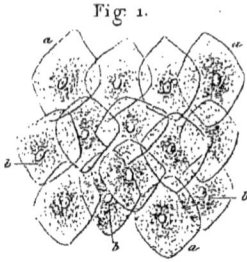

Fig. 2.

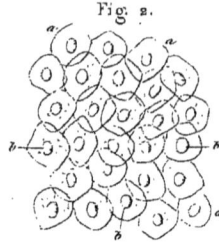

Fig. 3.

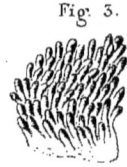

Fig. 4.

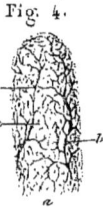

Fig. 5.

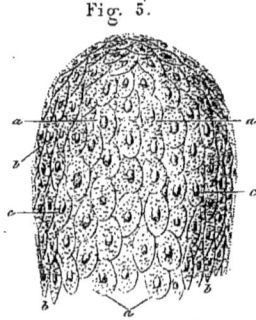

Fig. 6.

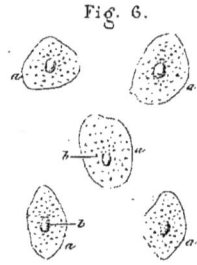

Fig. 7.

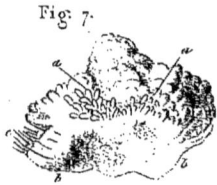

C

Fig. 8.

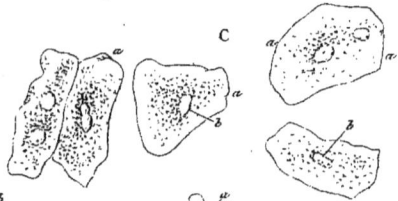

A   B

Fig. 9.

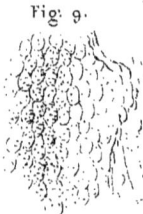

Fig. 10.

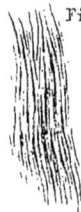

Fig. 11.

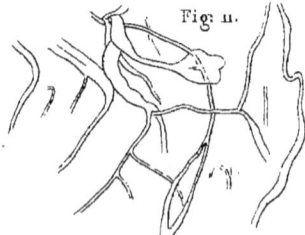

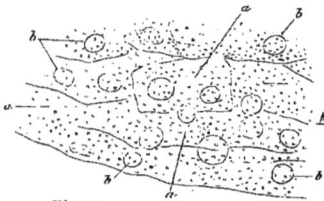

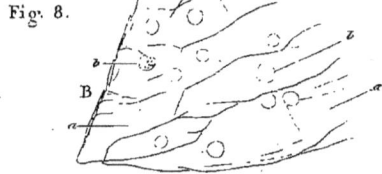

Lebert & Lackerbauer del.   N. Rémond Imp.   Oudet sc.

    C. Feuillets épidermiques isolés.

    a. a. Parois cellulaires.

    b. b. Noyaux.

Fig. 9. Tissu d'un ulcère de la lèvre infiltré de pus.

Fig. 10. Tissu fibreux qui prédomine dans quelques parties de la tumeur.

Fig. 11. Réseau très-fin, probablement de fibres élastiques, se rencontrant dans les papilles. Ce réseau ressemble à un réseau de vaisseaux très-déliés.

PLANCHE XI.

—

F𝚒ɢ. 1 à 3. Structure des verrues. Les dessins sont copiés d'après l'ouvrage de M. Vogel.

F𝚒ɢ. 1. Coupe transversale d'une verrue.

F𝚒ɢ. 2. Cavité entourée de couches concentriques de fibres.
   a. a. Cavité.
   b. b. Fibres.

F𝚒ɢ. 3. Coupe verticale d'une verrue.
   a. a. Canaux verticaux.
   b. b. Fibres.

F𝚒ɢ. 4 à 6. Éléments d'une tumeur enkystée du cou.

F𝚒ɢ. 4. Feuillets épidermiques.
   a. a. Feuillets renfermant un noyau.
   b. b. Noyaux.
   c. c. Feuillets sans noyaux.

F𝚒ɢ. 5. Feuillets épidermiques déformés.
   a. a. Parois cellulaires.
   b. b. Noyaux.
   c. c. Feuillets sans noyaux.

F𝚒ɢ. 6. Cristaux de cholestérine.

F𝚒ɢ. 7. Éléments d'une tumeur enkystée sébacée de la tête.
   a. a. Feuillets épidermiques déformés.
   b. b. Grumeaux et vésicules de matière grasse.
   c. c. Granules.
   d. d. Cristaux de cholestérine.

F𝚒ɢ. 8. Substance d'une tumeur enkystée de la paupière.
   a. a. Aréoles.
   b.b. Tissu grenu qui les entoure.

F𝚒ɢ. 9. Tissu globulaire de l'intérieur d'une tumeur mélicérique.
   a. a. Couche cellulaire vue dans le foyer du microscope.
   b. b. Couche cellulaire visible au-dessous de la première.

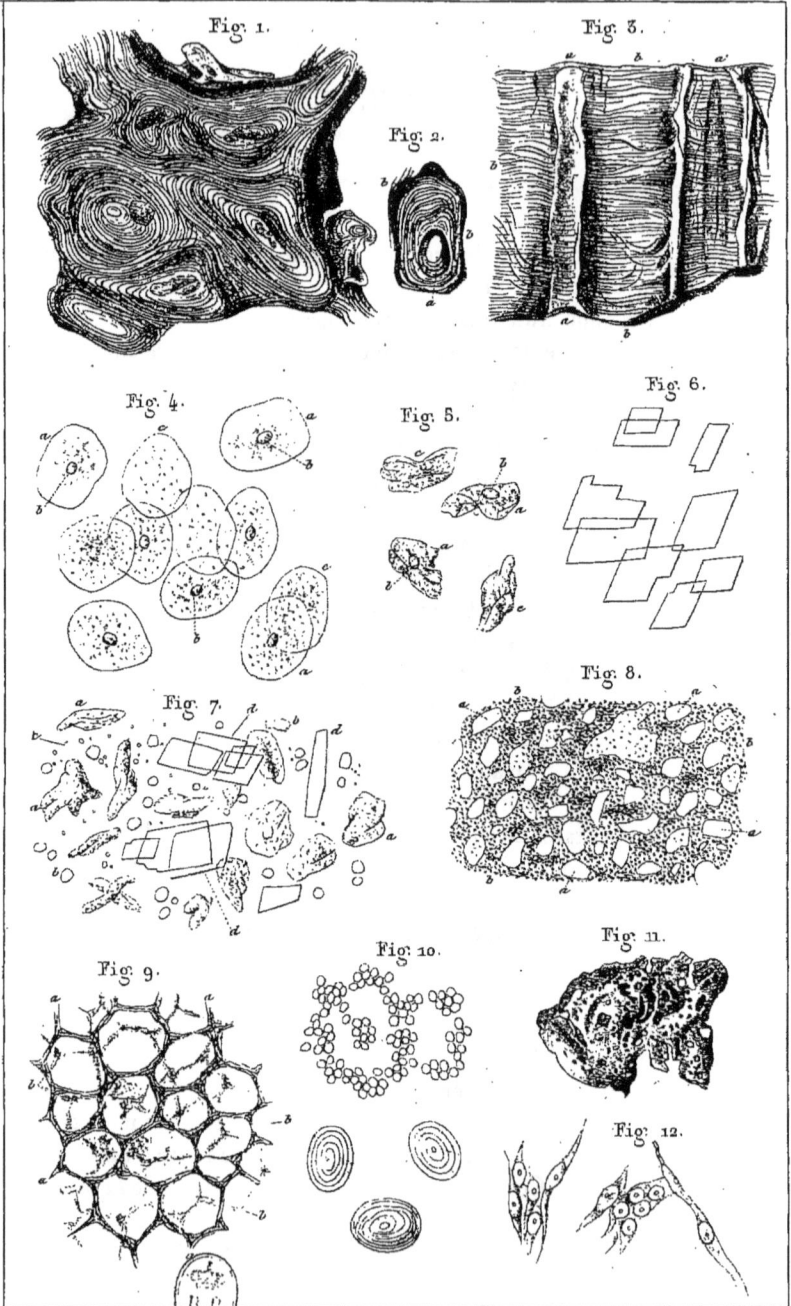

Pl. XI.

Fig. 1.

Fig. 2.

Fig. 3.

Fig. 4.

Fig. 5.

Fig. 6.

Fig. 7.

Fig. 8.

Fig. 9.

Fig. 10.

Fig. 11.

Fig. 12.

Lebert & Luchertauer del.　　　　　N. Rémond Imp.　　　　　Oudet sc.

Fɪɢ. 10. Corps ellipsoïdes minéraux, trouvés dans l'intérieur d'une paroi d'apparence ossifiée, d'un kyste de l'ovaire. La partie supérieure de la figure représente les grains minéraux agglomérés et vus par un faible grossissement. Les trois corps ellipsoïdes inférieurs de la même figure sont dessinés avec un plus fort grossissement, et montrent des couches concentriques, visibles par l'action de l'acide chlorhydrique.

Fɪɢ. 11 et 12. Dessins copiés de l'ouvrage de M. J. Muller sur les tumeurs.

Fɪɢ. 11. Aspect des vaisseaux dilatés d'une tumeur érectile, provenant de la tête d'un fœtus hémicéphale.

Fɪɢ. 12. Corps fusiformes provenant d'une tumeur érectile.

PLANCHE XII.

F<small>IG</small>. 1. Tissu graisseux d'une tumeur graisseuse du cou.

F<small>IG</small>. 2. Petite tumeur graisseuse pédiculée, attachée à la surface externe de l'intestin, dessinée de grandeur naturelle.

>   *a. a.* Tumeur.
>   *b. b.* Pédicule.

F<small>IG</small>. 3 et 4. Éléments microscopiques renfermés dans cette tumeur.

F<small>IG</small>. 3. Tissu graisseux et fibrillaire.

>   *a. a.* Vésicules graisseuses.
>   *b. b.* Fibres cellulaires.

F<small>IG</small>. 4. Feuillets plissés qui se rencontrent dans cette tumeur.

F<small>IG</small>. 5. Éléments d'un cholestéatôme.

>   *a. a.* Cristaux de cholestérine.
>   *b. b.* Grumeaux graisseux.
>   *c. c.* Granules.

F<small>IG</small>. 6. Morceau de membrane muqueuse intestinale, infiltrée de mélanose.

>   *a. a.* Ouvertures de follicules.
>   *b. b.* Granules mélaniques.
>   *c. c.* Globules mélaniques.

F<small>IG</small>. 7. Tumeur mélanique tuberculeuse, pédiculée, de la surface interne de l'intestin.

>   *a. a.* Intestin.
>   *b. b.* Pédicule.
>   *c. c.* Tumeur.

F<small>IG</small>. 8. Globules mélaniques isolés.

F<small>IG</small>. 9. Végétation mélanique de la surface interne de l'intestin.

>   *a.* Pédicule.
>   *b. b.* Extrémité arrondie de la végétation.

F<small>IG</small>. 10 et 11. Tumeur fibro-plastique du sein.

F<small>IG</small>. 10. Globules fibro-plastiques arrondis.

>   *a. a.* Globules renfermant un noyau et des nucléoles.
>   *b. b.* Noyaux sans parois cellulaires.

F<small>IG</small>. 11. Formes intermédiaires entre les globules fibro-plastiques et les fibres.

>   *a. a.* Globules allongés.
>   *b. b.* et *c. c.* Corps fusiformes à noyaux.
>   *d. d.* Corps fusiformes, très-allongés, sans noyaux.

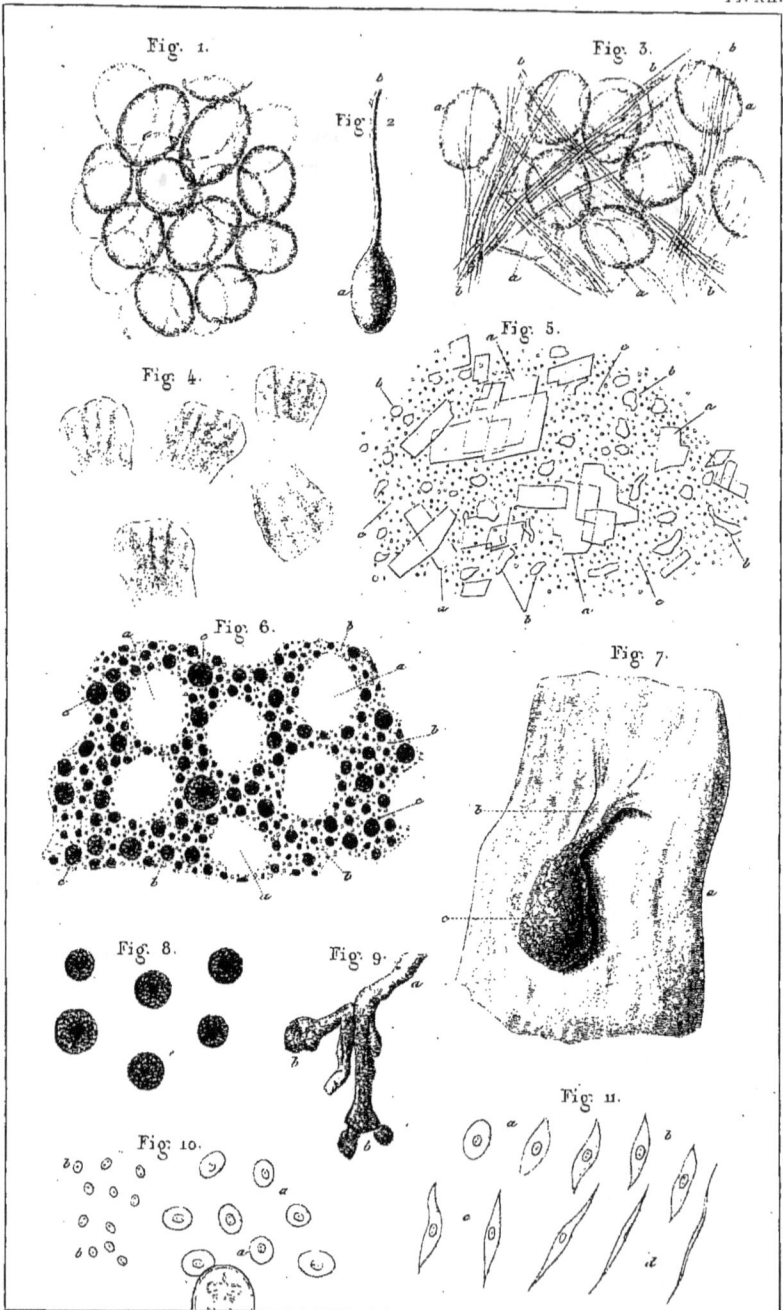

Fig. 1.   Fig. 2.   Fig. 3.

Fig. 4.   Fig. 5.

Fig. 6.   Fig. 7.

Fig. 8.   Fig. 9.   Fig. 11.

Fig. 10.

Lebert & Lackerbauer del.   N. Rémond Imp.   Oudet sc.

Pl. XIII.

Fig. 1.

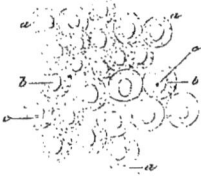

Fig. 2.

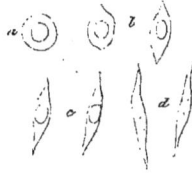

Fig. 3.

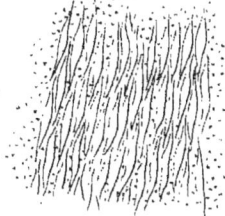

Fig. 4.

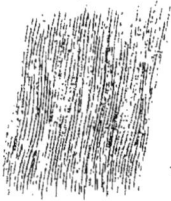

Fig. 5.

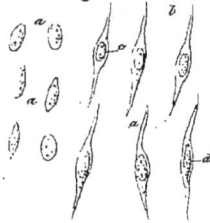

Fig. 6.

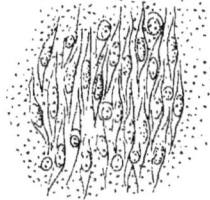

Fig. 7.

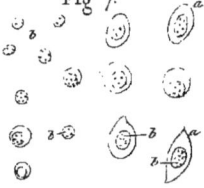

Fig. 8.

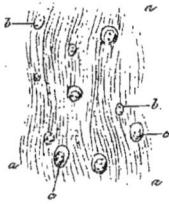

Fig. 10.

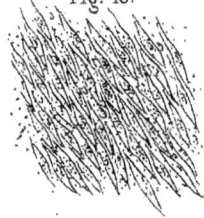

Fig. 11.

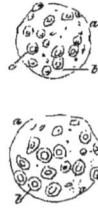

Fig. 12.

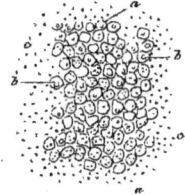

Fig. 9.

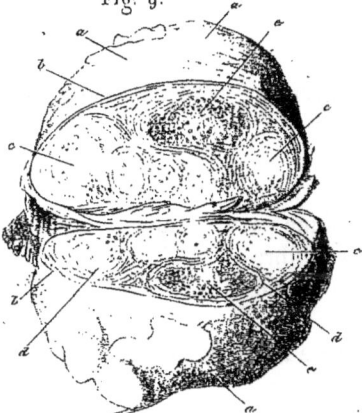

Fig. 13.

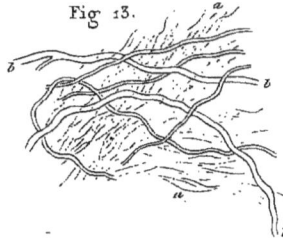

Lebert & Lackerbauer del.   N. Rémond Imp.   Oudet sc.

PLANCHE XIII.

———

Fig. 1 à 4. Éléments fibro-plastiques d'une tumeur de la paupière.
Fig. 1. Globules fibro-plastiques.
         a. a. Parois cellulaires.
         b. b. Noyaux.
         c. c. Nucléoles.
Fig. 2. Éléments fibro-plastiques intermédiaires.
Fig. 3. Tissu fusiforme.
Fig. 4. Tissu fibreux.
Fig. 5 à 8. Éléments fibro-plastiques d'une tumeur développée autour du gros orteil.
         a. a. Noyaux fibro-plastiques.
         b. b. Corps fusiformes renfermant un noyau.
         c. c. Noyau à nucléole.
         d. d. Noyau granuleux.
Fig. 5. Éléments cellulaires fibro-plastiques.
Fig. 6. Tissu fusiforme.
Fig. 7. Globules fibro-plastiques complets de la même tumeur.
         a. a. Parois.
         b. b. Noyaux.
Fig. 8. Tissu fibro-cellulaire renfermant quelques éléments fibro-plastiques.
         a. a. Fibres cellulaires.
         b. b. Noyaux.
         c. c. Noyaux entourés d'une paroi cellulaire.
Fig. 9 à 13. Éléments d'une tumeur fibro-cellulaire de la jambe.
Fig. 9. La tumeur représentée à la moitié de son volume.
         a. a. Paroi d'enveloppe.
         b. b. Substance jaunâtre de la surface de la tumeur.

      c. c. Substance grenue fibro-plastique entourée de couches fibreuses.

      d. d. Couches fibreuses.

      e. e. Substance enflammée et ramollie de la tumeur.

FIG. 10. Tissu fusiforme à corpuscules très-allongés.

FIG. 11. Cellules mères renfermant de petites cellules.

      a. a. Parois communes d'enveloppe.

      b. b. Jeunes cellules de l'intérieur.

      c. c. Leurs noyaux.

FIG. 12. Petits globules de la substance de cette tumeur.

      a. a. Globules.

      b. b. Noyaux.

      c. c. Granules.

FIG. 13. Tissu fibreux et élastique de l'enveloppe de la tumeur.

      a. a. Fibres cellulaires ordinaires.

      b. b. Fibres cellulaires élastiques.

Pl. XIV.

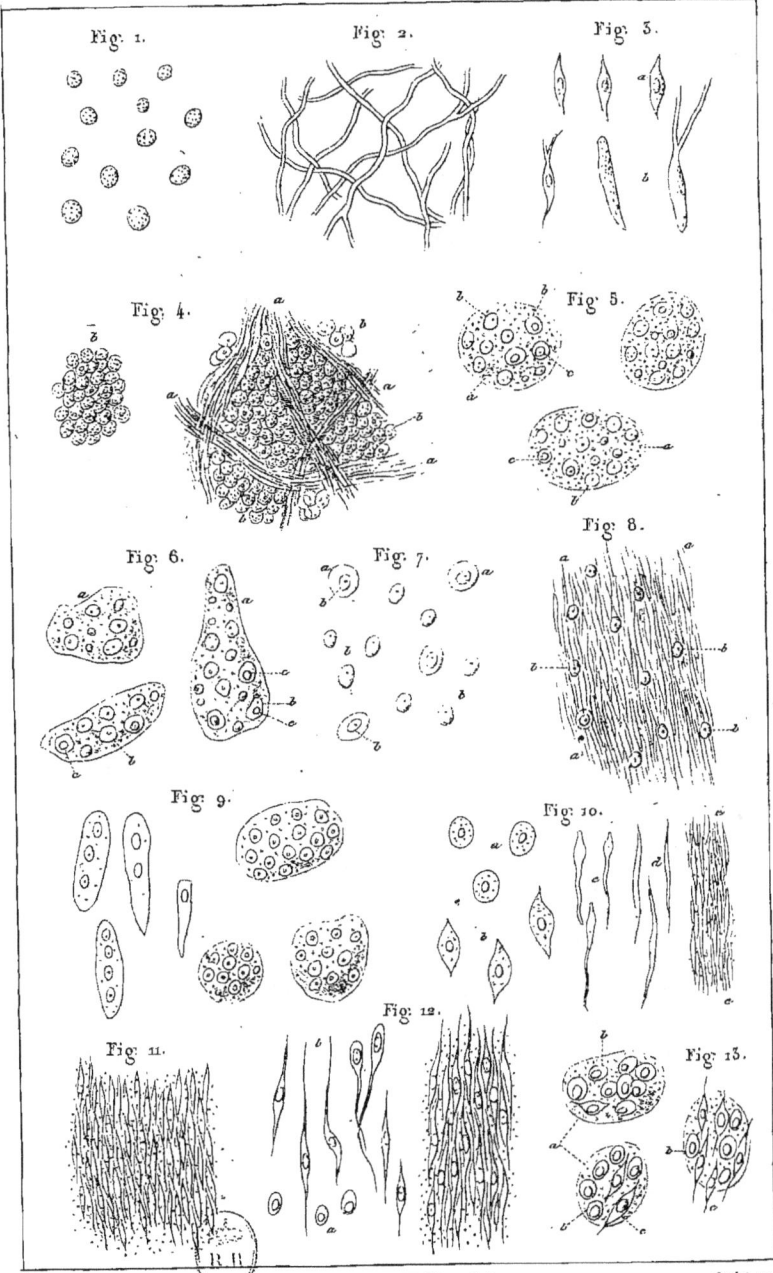

Fig. 1. Fig. 2. Fig. 3.
Fig. 4. Fig. 5.
Fig. 6. Fig. 7. Fig. 8.
Fig. 9. Fig. 10.
Fig. 11. Fig. 12. Fig. 13.

Lebert & Lackerbauer del.   N. Rémond Imp.   Oudet sc.

PLANCHE XIV.

—

F₁ɢ. 1 à 3. Éléments microscopiques d'une tumeur fibro-globulaire élastique de la cuisse.

Fɪɢ. 1. Petits globules renfermés dans cette tumeur.

Fɪɢ. 2. Fibres élastiques ramifiées.

Fɪɢ. 3. Corps fusiformes ramifiés.

    a. a. Corps fusiformes avec noyaux.

    b. b. Corps fusiformes sans noyaux.

Fɪɢ. 4. Structure microscopique d'une tumeur sarcomateuse de la tête.

    a. a. Tissu fibreux d'intersection.

    b. b. Globules.

Fɪɢ. 5 à 8. Éléments microscopiques d'une tumeur sarcomateuse de la mâchoire supérieure.

Fɪɢ. 5. Cellules mères fibro-plastiques, renfermant :

    a. a. Des granules.

    b. b. Des globules.

    c. c. Des noyaux.

Fɪɢ. 6. Les mêmes cellules, de forme irrégulière et d'un aspect feuilleté.

    a. a. Parois externes des feuillets.

    b. b Globules.

    c. c. Noyaux.

Fɪɢ. 7. Globules fibro-plastiques isolés de la même tumeur.

    a. a. Parois globulaires.

    b. b. Noyaux renfermant un nucléole.

Fɪɢ. 8. Globules et noyaux fibro-plastiques renfermés dans du tissu fusiforme.

    a. a. Corps fusiformes très-allongés.

    b. b. Noyaux.

Fɪɢ. 9 à 11. Éléments microscopiques d'un sarcome fibro-plastique de la mâchoire supérieure.

Fig. 9. Cellules mères de formes diverses.

Fig. 10. Globules fibro-plastiques intermédiaires.

    a. a. Globules fibro-plastiques.

    b. b. Corps fusiformes à noyaux.

    c. c. Corps cunéiformes sans noyaux.

    d. d. Corps fusiformes très-allongés sans noyaux.

    e. e. Tissu fusiforme.

Fig. 11. Tissu fusiforme de la même tumeur, composé de corpuscules moins allongés et plus étroits.

Fig. 12 et 13. Éléments microscopiques d'un fongus fibro-plastique de la dure-mère.

Fig. 12. Éléments fibro-plastiques simples.

    a. a. Globules.

    b. b. Corps fusiformes et cunéiformes renfermant des noyaux.

Fig. 13. Cellules mères renfermant des globules et des corps fusiformes.

    a. a. Parois cellulaires.

    b. b. Globules fibro-plastiques.

    c. c. Corps fusiformes.

Pl. XV.

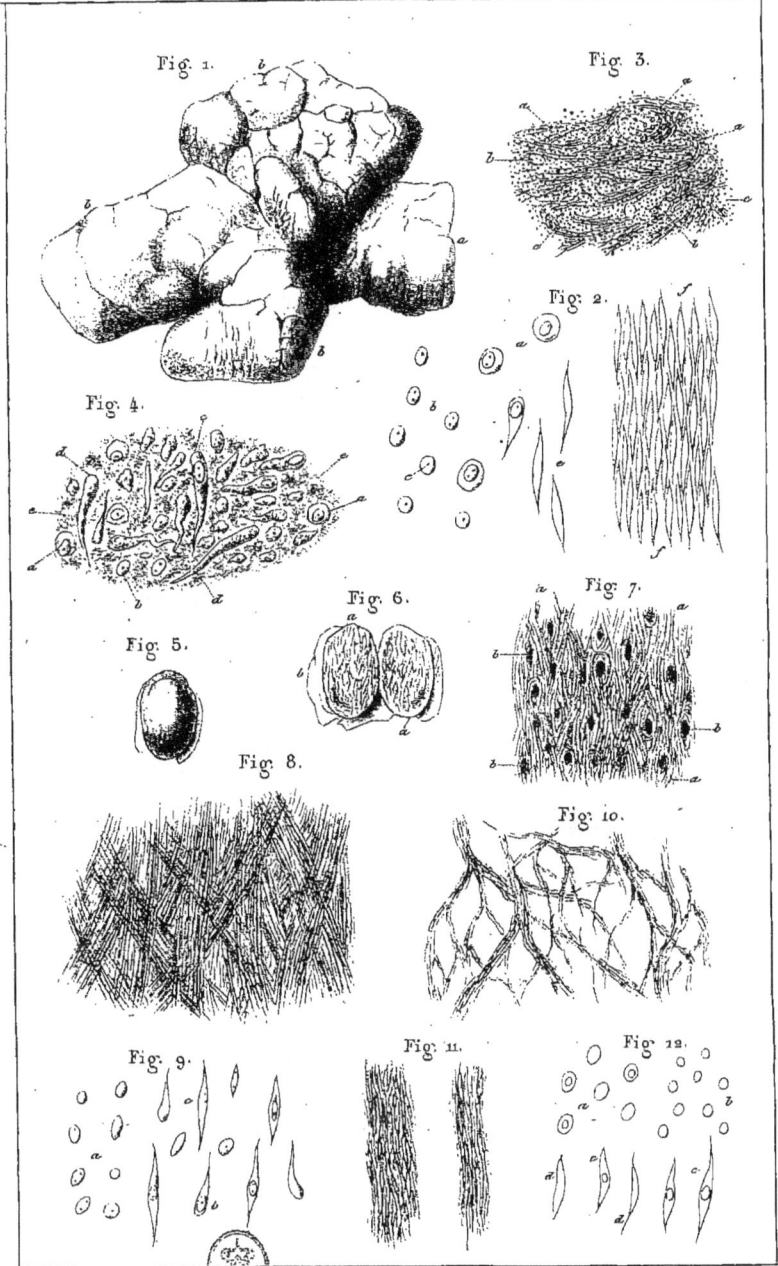

Fig. 1.

Fig. 3.

Fig. 2.

Fig. 4.

Fig. 5.

Fig. 6.

Fig. 7.

Fig. 8.

Fig. 10.

Fig. 9.

Fig. 11.

Fig. 12.

PLANCHE XV.

Fɪɢ. 1. Fongus sarcomateux fibro-plastique du col de la matrice.
  a. a. Partie du col de la matrice sur laquelle la tumeur était
    implantée.
  b. b. La tumeur elle-même.
Fɪɢ. 2. Éléments microscopiques de cette tumeur.
  a. a. Globules.
  b. b. Noyaux.
  c. c. Nucléoles.
  e. e. Corps fusiformes.
  f. f. Tissu fusiforme.
Fɪɢ. 3 et 4. Éléments de l'hypertrophie d'une glande lymphatique.
Fɪɢ. 3. Tissu fibreux et granuleux renfermant des globules.
  a. a. Fibres.
  b. b. Globules.
  c. c. Granules.
Fɪɢ. 4. Éléments globuleux de cette glande hypertrophiée.
  a. a. Globules.
  b. b. Noyaux.
  c. c. Corps fusiformes à noyaux.
  d. d. Corps fusiformes sans noyaux.
  e. e. Substance inter-cellulaire granuleuse.
Fɪɢ. 5 à 9. Éléments d'une tumeur fibreuse sous-cutanée.
Fɪɢ. 5. La tumeur vue dans son ensemble et de grandeur naturelle.
Fɪɢ. 6. La même tumeur coupée par le milieu.
  a. a. Substance de la tumeur.
  b. b. Enveloppe.
Fɪɢ. 7. Le tissu de la tumeur vu à un grossissement de 50 dia-
    mètres.
  a. a. Fibres.

      b. b. Endroits opaques autour desquels des fibres montrent
      une disposition concentrique.

Fig. 8. Le même tissu vu à un grossissement de 200 diamètres,
montrant distinctement des faisceaux fibreux.

Fig. 9. Éléments fibro-plastiques renfermés dans cette tumeur.

      a. a. Noyaux globulaires.

      b. b. Corps fusiformes à noyaux.

      c. c. Corps fusiformes sans noyaux.

Fig. 10 à 12. Éléments d'une tumeur fibreuse de la région cervicale.

Fig. 10. Réseau de faisceaux fibreux à mailles assez larges.

Fig. 11. Tissu fibreux plus dense.

Fig. 12. Éléments globuleux de cette tumeur.

      a. a. Globules.

      b. b. Noyaux.

      c. c. Corpuscules fusiformes à noyaux.

      d. d. Corpuscules fusiformes sans noyaux.

Pl. XVI.

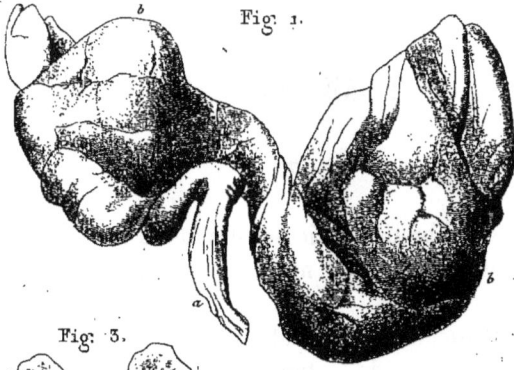

Fig. 1.

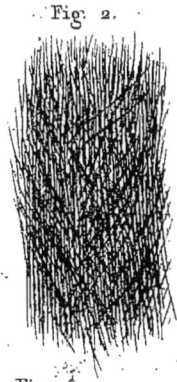

Fig. 2.

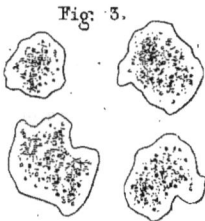

Fig. 3.

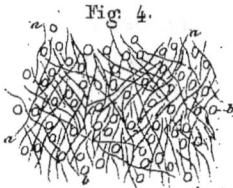

Fig. 4.

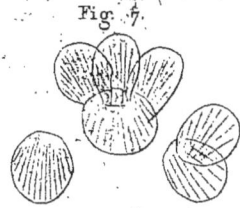

Fig. 7.

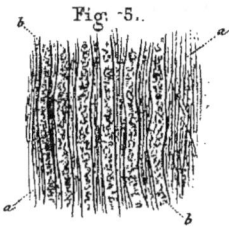

Fig. 5.

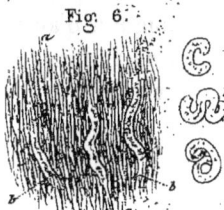

Fig. 6.

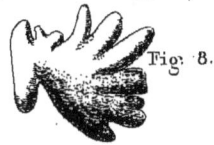

Fig. 8.

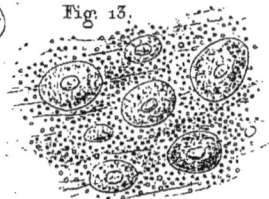

Fig. 13.

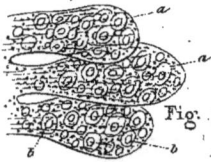

Fig. 9.

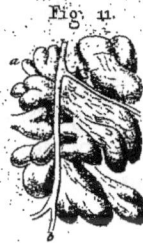

Fig. 11.

Fig. 10.

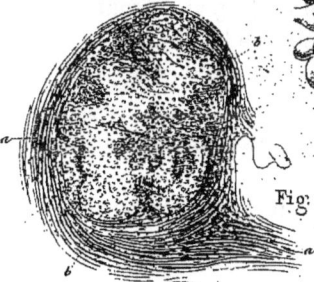

Fig. 12.

Lebert & Lackerbauer del.

N. Rémond Imp.

Oudet sc.

PLANCHE XVI.

—

Fig. 1 à 3. Tumeur fibreuse pédiculée des fosses nasales.
Fig. 1. La tumeur vue à l'œil nu et réduite aux deux tiers de son
  volume.
  a. a. Pédicule d'implantation.
  b. b. Substance de la tumeur.
Fig. 2. Tissu fibreux très-dense.
Fig. 3. Feuillets granuleux, irréguliers, contenus dans cette tumeur.
Fig. 4. Fibres et globules de cette même tumeur.
  a. a. Fibres.
  b. b. Petits globules.
Fig. 5 et 6. Éléments microscopiques des cicatrices de troncs nerveux
  dans un ancien moignon d'amputation.
Fig. 5. Partie saine du nerf immédiatement au-dessus des cicatrices.
  a. a. Fibres cellulaires.
  b. b. Fibres primitives du nerf, montrant un aspect grume-
  leux dans leur intérieur.
Fig. 6. Tissu de la cicatrice.
  a. a. Fibres cellulaires.
  b. b. Fibres nerveuses soit étendues soit rétractées.
Fig. 7. Éléments minéraux de la partie d'apparence ossifiée d'une
  tumeur fibreuse.
Fig. 8 et 9. Hypertrophie de la glande mammaire.
Fig. 8. Lobule faiblement grossi de la glande mammaire.
Fig. 9. Éléments microscopiques de ce lobule.
  a. a. Globules.
  b. b. Noyaux.
Fig. 10 à 13. Éléments microscopiques d'une glande mammaire hypertrophiée.
Fig. 10 et 11. Tissu lobulé, vu à un faible grossissement de 30 diamètres.

a. a. Tissu fibreux qui entoure les lobules.

b. b. Lobules.

Fɪɢ. 11. Les lobules isolés du tissu fibreux qui les entourait.

a. a. Lobules.

b. b. Vaisseau nourricier des lobules.

Fɪɢ. 12. Les lobules plus fortement grossis.

a. a. Lobules.

b. b. Globules composant les lobules.

d. d. Noyaux cellulaires.

c. c. Nucléoles.

Fɪɢ. 13. Éléments du liquide gluant renfermé dans les loges du tissu qui entourait la glande mammaire hypertrophiée.

Fig. 1.

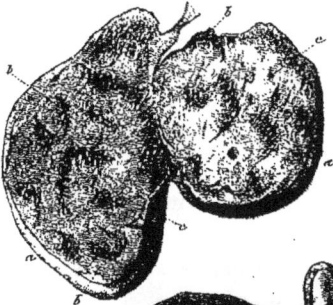

Fig. 3.

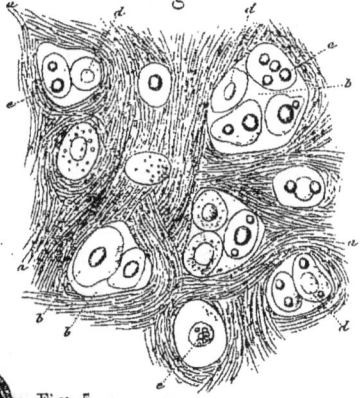

Fig. 5.

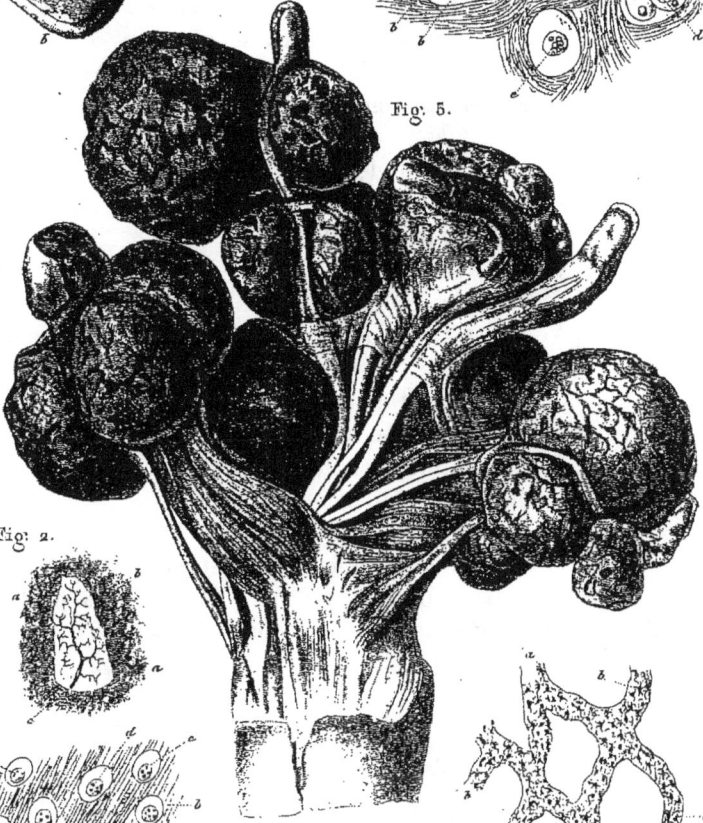

Fig. 2.

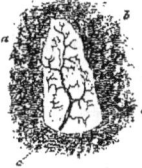

Fig. 4.

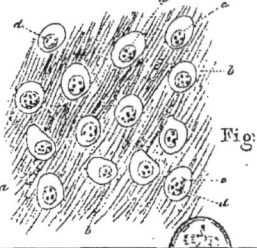

Fig. 6.

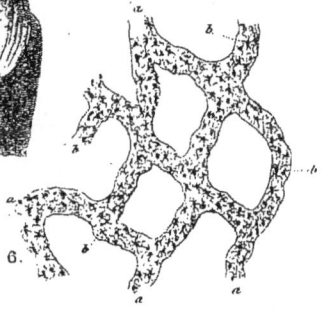

Lebert & Lackerbauer del.   B.R   N. Rémond Imp.   Oudet sc.

PLANCHE XVII. [1]

—

Fig. 1. Tumeur cartilagineuse développée entre deux lobes pulmonaires. (Cette figure correspond dans le texte à la planche xvii, fig. 112; IIᵉ vol., page 214).

    a. a. Enveloppe de la tumeur.

    b. b. Substance d'un jaune grisâtre de forme aréolaire.

    c. c. Substance cartilagineuse.

Fig. 2. (Planche xvi, fig. 3 du texte). Substance aréolaire renfermant les vaisseaux nourriciers de la tumeur.

    a. b. Aspect général de la substance aréolaire vu avec un grossissement de cinquante diamètres.

    c. Vaisseau.

Fig. 3. (Planche xvii, fig. 4 du texte). La substance cartilagineuse vue avec un grossissement de trois cents diamètres.

    a. a. Substance inter-cellulaire.

    b. b. Globules du cartilage.

    d. d. Noyaux des globules du cartilage.

    e. e. Vésicules graisseuses renfermées dans l'intérieur de ces globules.

Fig. 4. (Planche xvii, fig. 41 du texte; IIᵉ vol., page 213). Substance d'une tumeur cartilagineuse d'une phalange.

    a. a. Substance inter-cellulaire.

    b. b. Globules du cartilage.

    c. c. Noyaux de ces globules.

    d. d. Granules renfermés dans leur intérieur.

Fig. 5. Tumeurs cartilagineuses multiples de plusieurs phalanges, réduites à la moitié de leurs dimensions de la planche originale.

    Cette figure est copiée de la planche iv, fig. 1, de l'ouvrage de Muller sur les tumeurs.

Fig. 6. Tissu osseux aréolaire d'une tumeur osseuse.

    a. a. Réseau de tissu osseux.

    b. b. Corpuscules propres à la substance osseuse.

---

[1] N'ayant pu corriger moi-même les épreuves d'une bonne partie du IIᵉ volume, il s'est glissé plusieurs erreurs dans l'indication des figures de cette planche que nous allons corriger dans leur explication.

PLANCHE XVIII.

Fɪɢ. 1. Globules du cancer.
        A. Globules montrant un grand noyau, avec des nucléoles.
        a. a. Parois cellulaires.
        b. b. Noyaux.
        c. c. Nucléoles.
        B. Globules cancéreux à parois cellulaires très-développées,
        ne renfermant qu'un petit noyau.
        a. a. Parois cellulaires.
        b. b. Noyaux.
Fɪɢ. 2. Globules cancéreux devenant granuleux.
        a. a. Parois.
        b. b. Noyaux.
        c. c. Nucléoles.
        d. d. Granules.
Fɪɢ. 3. Cellules mères renfermant plusieurs noyaux.
        a. a. Parois cellulaires.
        b. b. Noyaux.
        c. c. Nucléoles.
Fɪɢ. 4. Expansion membraneuse renfermant de nombreux noyaux des
globules cancéreux.
        b. b. Noyaux.
        c. c. Nucléoles.
        d. d. Granules moléculaires.
        e. e. Substance inter-celluaire.
Fɪɢ. 5. Suc cancéreux ne renfermant que des noyaux et des granules,
sans contenir de globules complets.
        b. b. Noyaux.
        c. c. Nucléoles.
        d. d. Granules et petites vésicules graisseuses.
Fɪɢ. 6. Globules cancéreux fusiformes.
        a. a. Parois.

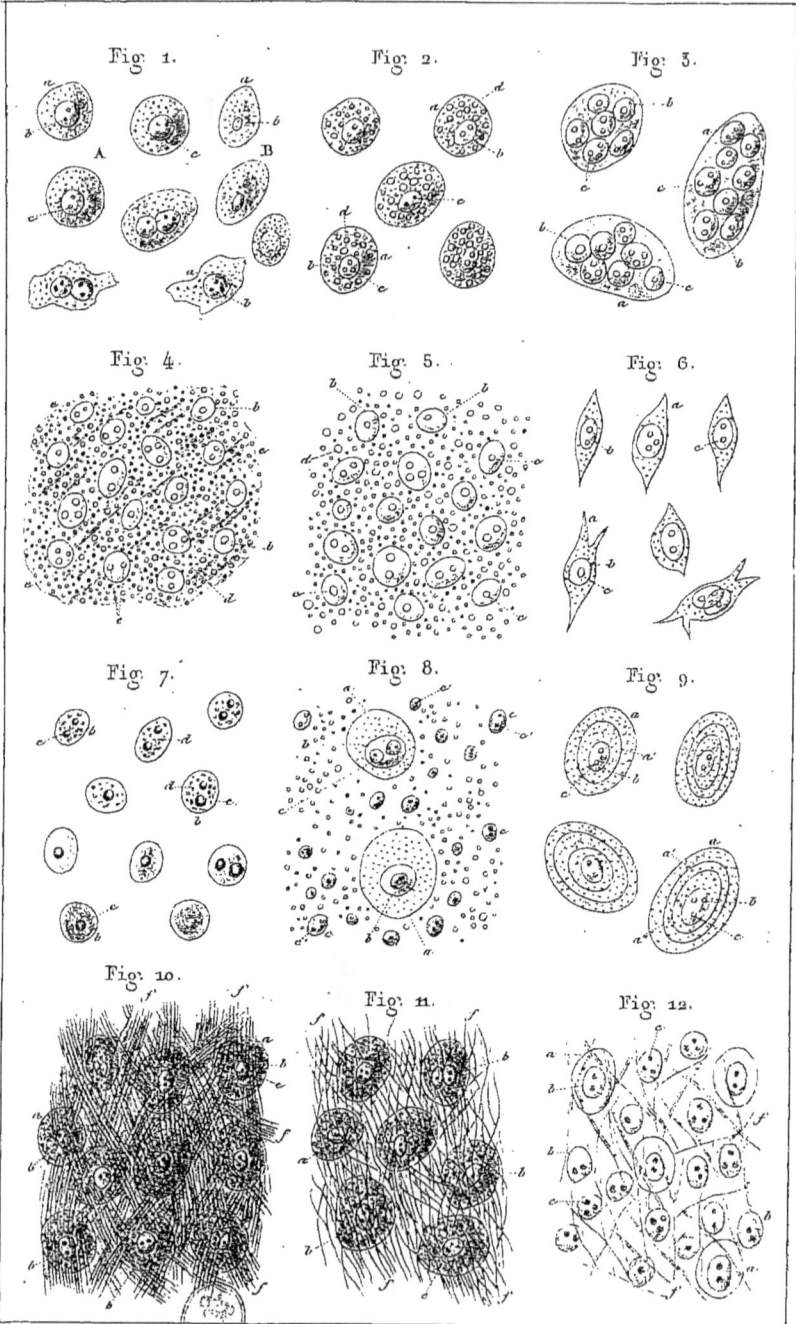

Fig: 1. Fig: 2. Fig: 3.

Fig: 4. Fig: 5. Fig: 6.

Fig: 7. Fig: 8. Fig: 9.

Fig: 10. Fig: 11. Fig: 12.

Lebert & Lackerbauer del.   N. Rémond Imp.   Oudet sc.

      b. b. Noyaux.

      c. c. Nucléoles.

Fɪɢ. 7. Noyaux des globules cancéreux infiltrés de graisse sous diverses formes.

      b. b. Globules.

      c. c. Nucléoles.

      d. d. Granules irréguliers.

Fɪɢ. 8. Globules cancéreux montrant des nucléoles dans lesquels on observe des nucléoles secondaires.

      a. a. Parois.

      b. b. Noyaux.

      c. c. Nucléoles.

      c'. c'. Nucléoles secondaires

Fɪɢ. 9. Cellules concentriques du cancer.

      a. a. Parois cellulaires externes.

      a'. a'. Parois internes.

      b. b. Noyaux.

      c. c. Nucléoles.

Fɪɢ. 10. Tissu cancéreux montrant des faisceaux fibreux en quantité notable.

      a. a. Parois globulaires.

      b. b. Noyaux.

      c. c. Nucléoles.

      f. f. Faisceaux fibreux.

Fɪɢ. 11. Tissu cancéreux renfermant des fibres qui ne sont pas disposées en faisceaux.

      a. a. Parois.

      b. b. Noyaux.

      c. c. Nucléoles.

      f. f. Fibres.

Fɪɢ. 12. Tissu cancéreux renfermant des fibres pâles et en petit nombre.

      a. a. Parois.

      b. b. Noyaux.

      c. c. Nucléoles.

      f. f. Fibres.

———

PLANCHE XIX.

—

FIG. 1. Tissu cancéreux d'un squirrhe du sein.
  a. a. Parois des globules.
  b. b. Noyaux.
  c. c. Nucléoles.
  d. d. Fibres.

FIG. 2. Cristaux prismatiques rencontrés dans cette tumeur.

FIG. 3. Globules cancéreux à divers aspects, provenant de la même tumeur.
  a. a. Parois des globules.
  b. b. Noyaux.
  c. c. Nucléoles.

FIG. 4. Arborisations réticulaires qu'on rencontre souvent dans le tissu cancéreux.
  a. a. Figures réticulées.
  b. b. Fibres.
  c. c. Substance intermédiaire.

FIG. 5. Globules cancéreux d'un squirrhe de la mamelle.
  A. Suc cancéreux.
  a. a. Parois des globules cancéreux.
  b. b. Noyaux.
  c. c. Grands globules granuleux.
  d. d. Noyaux isolés.
  e. e. Noyaux autour desquels se soulève une paroi globulaire.
  f. f. Granules moléculaires.
  B. Expansion membraneuse de globules cancéreux.
  a. a. Parois globulaires.
  b. b. Noyaux.

FIG. 6. Éléments microscopiques d'un cancer encéphaloïde du sein.
  a. a. Parois globulaires.
  b. b. Noyaux.

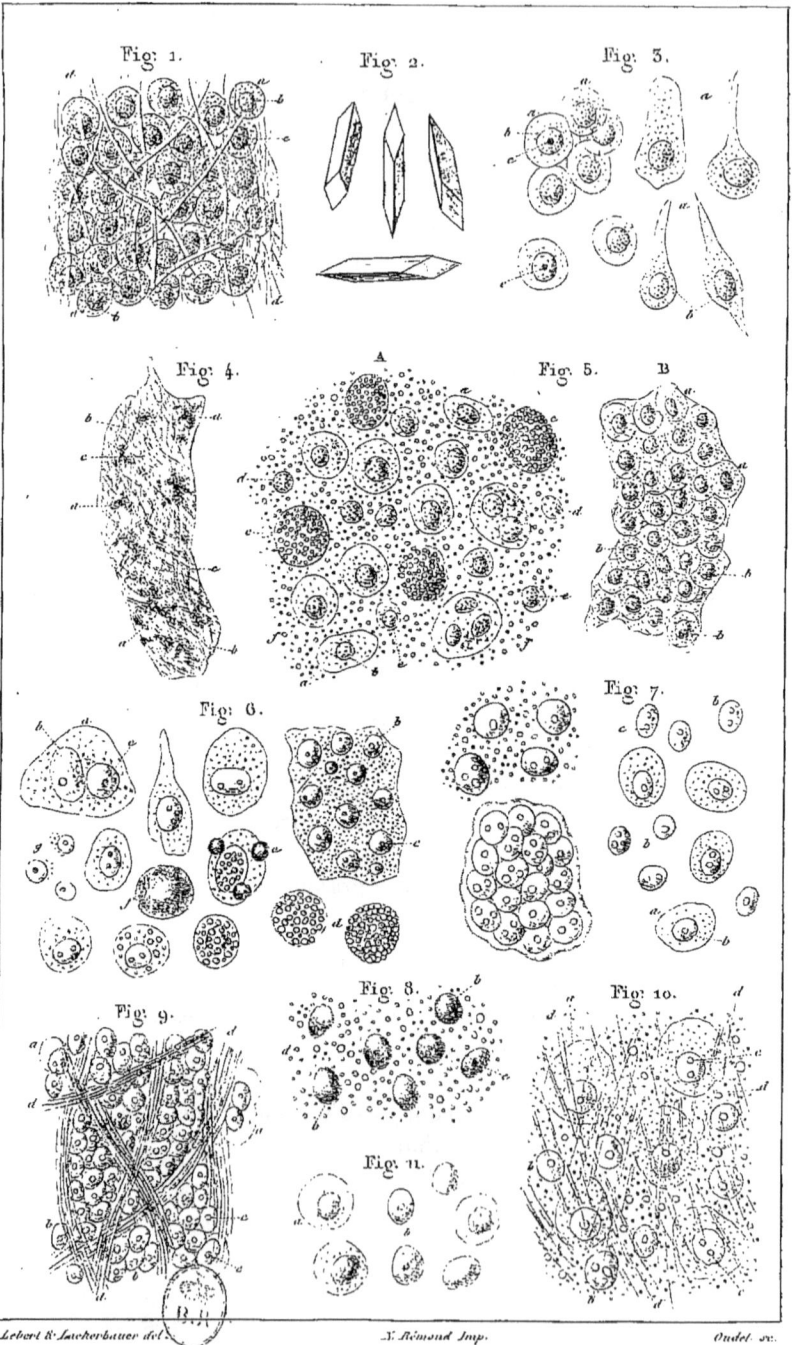

Pl. XIX.

Fig: 1.

Fig: 2.

Fig: 3.

Fig: 4.

A

Fig: 5.

B

Fig: 6.

Fig: 7.

Fig: 9.

Fig: 8.

Fig: 10.

Fig: 11.

Lebert & Lackerbauer del.   N. Rémond Imp.   Oudet sc.

    c. c. Nucléoles.

    d. d. Globules cancéreux devenus granuleux.

    e. e. Globules cancéreux renfermant des vésicules graisseuses.

    f. f. Globules cancéreux généralement infiltrés de graisse.

    g. g. Noyaux de globules cancéreux s'entourant de granules moléculaires qui plus tard se condensent en parois cellulaires.

Fɪɢ. 7 à 9. Éléments microscopiques d'un cancer encéphaloïde du testicule.

Fɪɢ. 7. Diverses formes d'éléments globuleux.

    a. a. Parois globulaires.

    b. b. Noyaux.

    c. c. Nucléoles.

Fɪɢ. 8. Noyaux des globules cancéreux infiltrés de graisse.

    b. b. Parois du noyau.

    c. c. Nucléoles.

    d. d. Granules moléculaires.

Fɪɢ. 9. Tissu encéphaloïde de cette tumeur.

    a. a. Parois.

    b. b. Noyaux.

    c. c. Globules.

    d. d. Fibres.

Fɪɢ. 10 et 11. Tissu encéphaloïde d'un cancer du testicule montrant des globules cancéreux volumineux.

Fɪɢ. 10. Tissu cancéreux.

    a. a. Parois.

    b. b. Noyaux.

    c. c. Nucléoles.

    d. d. Fibres.

Fɪɢ. 11. Ces mêmes globules infiltrés de granules et de graisse.

    a. a. Parois.

    b. b. Noyaux.

PLANCHE XX.

—

Fig. 1. Éléments d'un cancer encéphaloïde de l'utérus.
  a. a. Follicules du col utérin.
  b. b. Globules cancéreux vus à un faible grossissement.
  c. c. Globules encéphaloïdes plus fortement grossis.
Fig. 2 à 6. Éléments microscopiques d'un cancer de l'œsophage.
Fig. 2. Diverses formes de globules cancéreux.
  a. a. Parois cellulaires.
  b. b. Noyaux.
  c. c. Nucléoles.
  d. d. Granules moléculaires.
Fig. 3. Cellules cancéreuses montrant un nucléole très-volumineux.
  a. a. Parois cellulaires.
  b. b. Noyaux.
  c. c. Nucléoles.
Fig. 4. Petit lobule de substance cancéreuse.
  a. a. Parois.
  b. b. Noyaux.
  c. c. Nucléoles.
  d. d. Tissu fibro–cellulaire qui enveloppe ce lobule.
Fig. 5. Corps bacillaires et granules qui se rencontrent dans ce cancer.
  a. a. Corps bacillaires.
  b. b. Granules.
Fig. 6. Le tissu cancéreux vu dans son ensemble.
  a. a. Parois.
  b. b. Noyaux.
  c. c. Nucléoles.
  d. d. Globules cancéreux à nucléoles très-développés.
  e. e. Grands globules granuleux.
  f. f. Fibres et corps fusiformes.

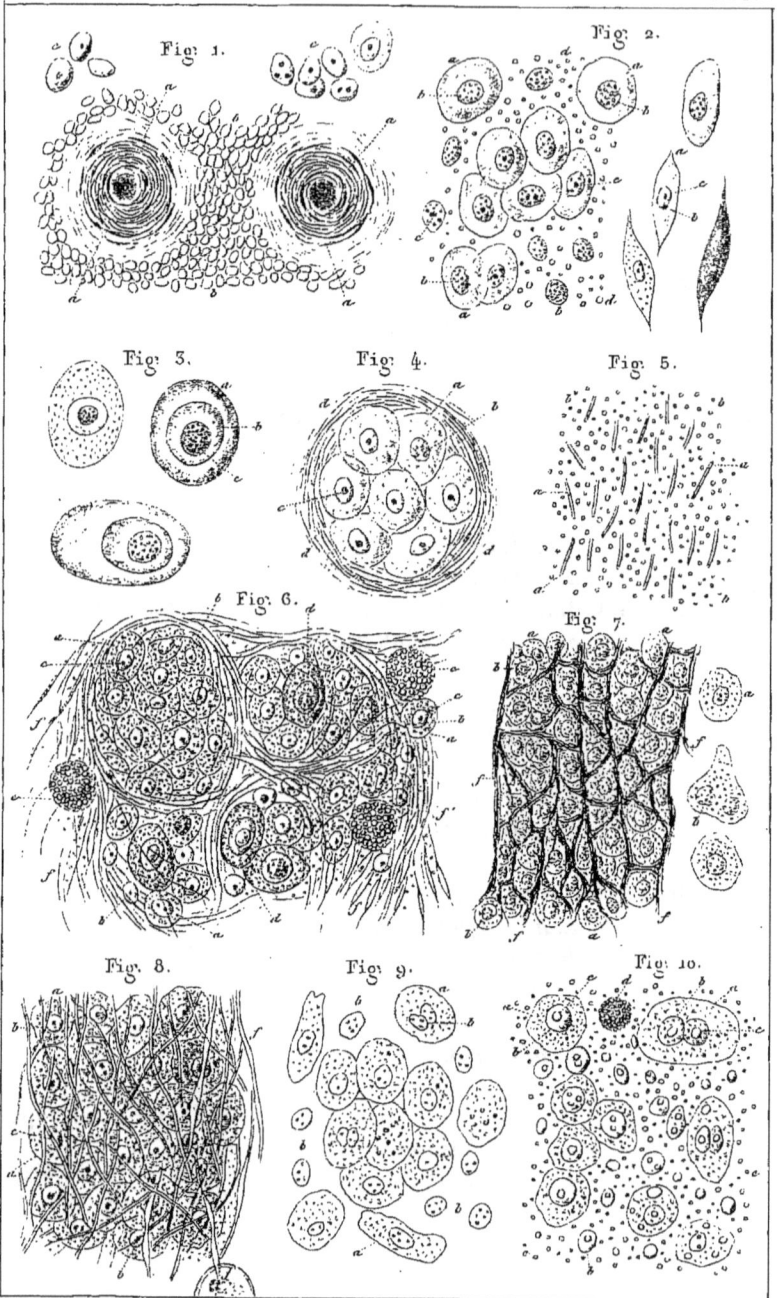

Fig. 1. Fig. 2.

Fig. 3. Fig. 4. Fig. 5.

Fig. 6. Fig. 7.

Fig. 8. Fig. 9. Fig. 10.

Lebert & Lacherbauer del. B.R N. Rémond Imp. Oudet sc.

Fɪɢ. 7. Tissu cancéreux montrant des globules renfermés dans une trame réticulée d'apparence fibrineuse.

    a. a. Parois.

    b. b. Noyaux.

    f. f. Réseau fibrineux.

Fɪɢ. 8 et 9. Éléments microscopiques d'un squirrhe de l'estomac.

Fɪɢ. 8. Le tissu vu dans son ensemble.

    a. a. Parois.

    b. b. Noyaux.

    c. c. Nucléoles.

    f. f. Fibres et corps fusiformes

Fɪɢ. 9. Diverses formes de globules cancéreux renfermés dans cette tumeur.

    a. a. Pàrois.

    b. b. Noyaux.

Fɪɢ. 10. Éléments microscopiques d'un cancer encéphaloïde de l'estomac et du foie.

    a. a. Parois.

    b. b. Noyaux.

    c. c. Nucléoles.

    d. d. Globules granuleux.

    e. e. Granules moléculaires et vésicules graisseuses.

PLANCHE XXI.

—

Fɪɢ. 1. Éléments d'un cancer du pylore et du foie.

    A. Expansion membraneuse de globules cancéreux.

    a. a. Parois.

    b. b. Noyaux.

    B. Noyaux de globules cancéreux avec quelques globules complets.

    a. a. Parois.

    b. b. Noyaux.

    c. c. Vésicules graisseuses.

    d. d. Granules moléculaires.

Fɪɢ. 2 et 3. Diverses formes de globules cancéreux d'un cancer encéphaloïde du foie et du pylore.

Fɪɢ. 2. *A*. Cellules mères renfermant des noyaux.

    a. a. Parois.

    b. b. Noyaux.

    c. c. Nucléoles.

    B. Cellule cancéreuse de forme assez compliquée; la paroi d'enveloppe renferme :

    b. b. Plusieurs noyaux.

    c. c. Une cellule cancéreuse complète, renfermant :

    d. d. Deux noyaux, et dans leur intérieur

    e. e. Des nucléoles.

  Ces cellules provenaient de la tumeur cancéreuse du pylore.

Fɪɢ. 3. Éléments du cancer encéphaloïde du foie du même individu.

    a. a. Parois.

    b. b. Noyaux.

    c. c. Nucléoles.

Fɪɢ. 4. Diverses formes de globules d'un cancer de l'estomac, du foie et des poumons.

    a. a. Noyaux des globules cancéreux.

Pl. XXI.

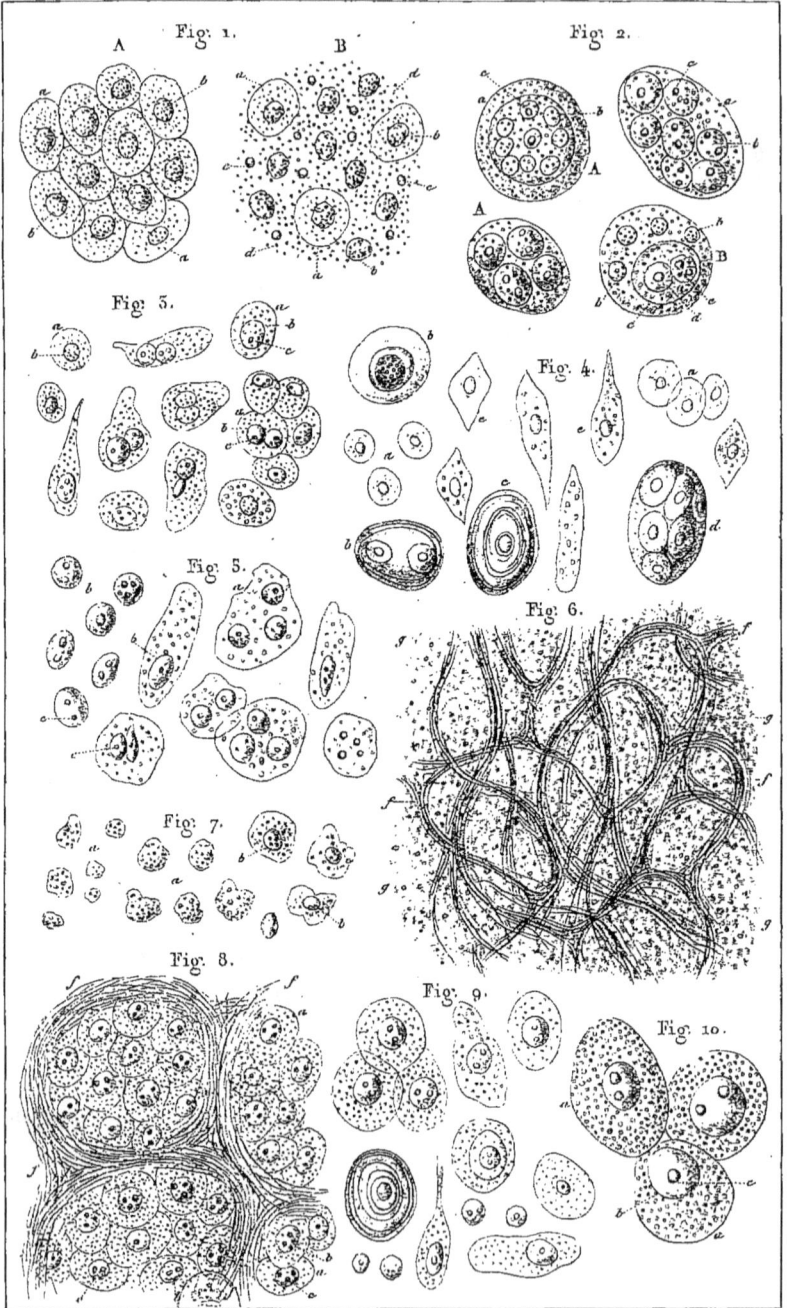

Fig. 1.

Fig. 2.

Fig. 3.

Fig. 4.

Fig. 5.

Fig. 6.

Fig. 7.

Fig. 8.

Fig. 9.

Fig. 10.

Lebert & Lackerbauer del.   N. Remond Imp.   Oudet sc.

> *b. b.* Globules cancéreux à parois concentriques.
>
> *c.* Cellule cancéreuse montrant six parois d'enveloppe.
>
> *d.* Cellule mère renfermant plusieurs noyaux.
>
> *e. e.* Noyaux allongés de globules cancéreux.

FIG. 5 à 7. Éléments microscopiques d'un cancer gélatiniforme du cœcum.

FIG. 5. Globules encéphaloïdes trouvés dans la base de cette tumeur.

> *a. a.* Parois.
>
> *b. b.* Noyaux.
>
> *c. c.* Nucléoles.

FIG. 6. Trame fibreuse renfermant la matière gélatineuse (vue à un faible grossissement de cinquante diamètres).

> *f. f.* Trame fibreuse.
>
> *g. g.* Matière gélatiniforme renfermant des globules.

FIG. 7. Globules granuleux contenus dans cette substance.

> *a. a.* Globules sans noyaux.
>
> *b. b.* Noyaux.

FIG. 8 à 10. Éléments microscopiques d'une tumeur encéphaloïde de l'os maxillaire supérieur.

FIG. 8. Tissu fibreux aréolaire renfermant la matière cancéreuse.

> *a. a.* Parois.
>
> *b. b.* Noyaux.
>
> *c. c.* Nucléoles.
>
> *f. f.* Trame fibreuse.

FIG. 9 et 10. Globules cancéreux de ce tissu.

> *a. a.* Parois.
>
> *b. b.* Noyaux.
>
> *c. c.* Nucléoles.

PLANCHE XXII.

—

F<small>IG</small>. 1 à 6. Éléments microscopiques du cryptogame de la teigne.

F<small>IG</small>. 1. Réceptacles de favus vus à l'œil nu.

    a. a. Surface.

    b. b. Endroit d'implantation.

    c. c. Cheveux qui les traversent.

    d. d. Bulbes des cheveux.

F<small>IG</small>. 2. Sporules de ces cryptogames.

    a. a. Sporules arrondies.

    b. b. Sporules de forme irrégulière.

    c. c. Sporules offrant l'apparence de renfermer un noyau.

    c'. c'. Noyaux.

    d. d. Sporules rapprochées les unes des autres.

    e. e. Sporules alignées.

    f. f. Sporules renfermées dans un tube commun.

F<small>IG</small>. 3. Diverses formes de fils se rencontrant dans ces cryptogames.

F<small>IG</small>. 4. Ces divers éléments vus dans leur ensemble.

    a. a. Sporules arrondies.

    b. b. Sporules allongées.

    c. c. Sporules renfermées dans des tubes.

    d. d. Tubes plus complets.

    e. e. Sporules naissantes.

F<small>IG</small>. 5. Tubes de ces cryptogames renfermant des sporules.

F<small>IG</small>. 6. Cheveu d'un teigneux montrant des cryptogames sur son axe.

    a. a. Cheveux.

    b. b. Productions cryptogamiques.

F<small>IG</small>. 7. Éléments végétaux trouvés dans une croûte d'ulcère.

    a. a. Petites-sporules.

    b. b. Sporules renfermant des granules.

    c. c. Sporules alignées.

    e. e. Granules moléculaires.

F<small>IG</small>. 8 à 11. Ecchynocoques du foie.

F<small>IG</small>. 8. Les ecchynocoques à l'état d'extension.

F<small>IG</small>. 9. Les ecchynocoques à l'état de rétraction.

F<small>IG</small>. 10. Diverses formes de crochets composant la couronne des crochets.

F<small>IG</small>. 11. Morceau de la membrane hydatidique.

FIN DE L'EXPLICATION DES PLANCHES.

Pl. XXII.

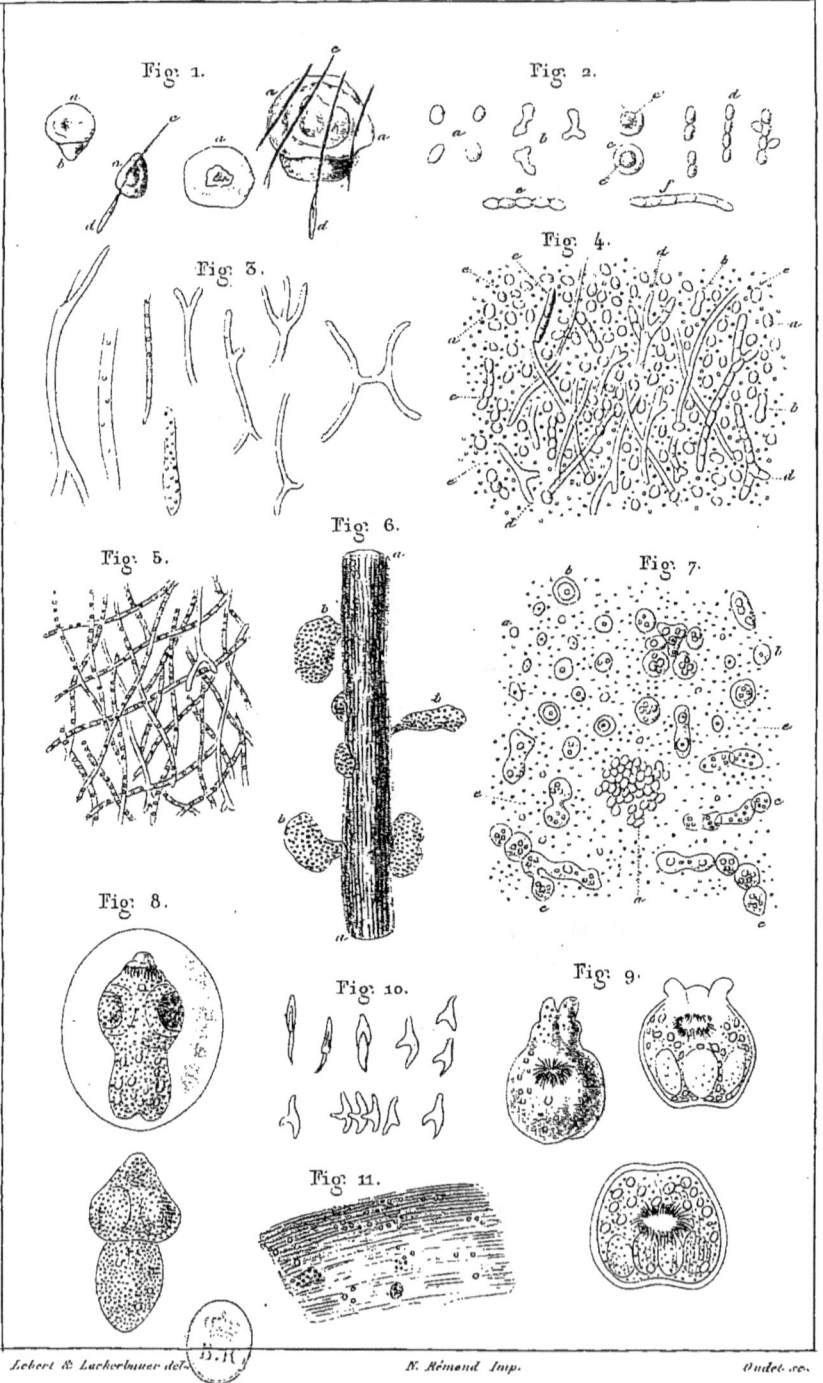

Fig. 1.

Fig. 2.

Fig. 3.

Fig. 4.

Fig. 5.

Fig. 6.

Fig. 7.

Fig. 8.

Fig. 10.

Fig. 9.

Fig. 11.

Lebert & Luchsbauer del.   N. Rémond Imp.   Oudet sc.

www.ingramcontent.com/pod-product-compliance
Lightning Source LLC
Chambersburg PA
CBHW071525200326

41519CB00019B/6079